JN063001

スポーツするこどもの
身体を守る
テキスト

健全な成長と安全なスポーツ活動のために

【編著】
早稲田大学スポーツ科学学術院教授
鳥居 俊

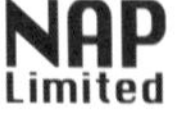

著者一覧

鳥居　　俊	早稲田大学スポーツ科学学術院
武井　聖良	東京大学スポーツ先端科学連携研究機構
福田　直子	東京大学大学院整形外科
細川　由梨	早稲田大学スポーツ科学学術院
中澤　良太	山梨リハビリテーション病院
筒井　俊春	早稲田大学スポーツ科学学術院
篠田　　直	早稲田大学発育発達研究所 FC GONA
工藤　　憲	日本小学生バレーボール連盟
紙谷　　武	東海学園大学教育学部
村田　祐樹	中京大学スポーツ振興部
植田　真帆	東海学園大学スポーツ健康科学部
橋本　立子	日本スポーツ振興センター ハイパフォーマンススポーツセンター 国立スポーツ科学センター
甲斐久実代	東京大学大学院医学研究科公共健康医学専攻 日本福祉大学スポーツ科学部
塚原　由佳	東京女子体育大学体育学部体育学科
十亀　慎也	陸上クラブ相模原エクスプローマントレーニングクラブ

（執筆順）

まえがき

コロナ禍というトンネルをようやく通過したといえるのでしょうか，私たちの生活や考え方が大きく変えられた数年間でした。もっとも自粛が求められた期間に，こどもたちはスポーツ活動が制限され，実際に運動時間や運動参加率が減り，肥満傾向のこどもたちや近視のこどもたちの割合が増加していることが報じられました。一方で，オンライン業務が可能なおとなでは，運動時間を増やせていたという皮肉な現象も起こっているという調査結果もありました。

こどもたちにとって，スポーツ活動ができないことは心身のストレスになったり，前述のような健康問題が誘発されたりすることが証明されたようで，スポーツ医学と発育発達学の研究者として大いに考えさせられました。

スポーツを行うことは，こどもたちの身体にプラスにもマイナスにもなることが知られています。前者には体力・運動能力の向上，運動器の質・量の増加，呼吸循環器系への刺激，免疫能の向上，意欲・やる気の亢進などが，後者にはスポーツで起こるけがやオーバーワークによる心身の不調などがあげられます。こどもたちが取り組むスポーツによって身体に加わるプラスもマイナスも異なってきますが，いずれもこどもたちの身体を知って活用したり予防したりすることが必要です。

本書は，こどもたちの身体のこと，発育のことを理解していただいたうえで，部位別のけがをわかりやすく解説し，代表的なスポーツ種目での注意点を専門のスポーツドクターや指導者，トレーナーに記していただいた画期的なテキストです。分量の都合で扱うスポーツが限定されてしまいましたが，部位別のけがの項で重要な項目には種目別で取り上げることができなかったスポーツでのけがも含まれています。さらに，熱中症も含めた体調不良や，スポーツのしすぎの問題点についても解説を加えました。

本書は，こどもたちのスポーツを見守る保護者の方々，こどもたちにスポーツを教える指導者の方々，さらには年長のこどもたちも読むことができるように，できるだけ平易な表現に努めたつもりですが，まだまだ書ききれないことがたくさんあります。最初のページから順番に読んでいただいて情報や知識を増やしていただくのでも構いませんし，必要な項目から読んで，という使い方をしてくださっても構いません。

本書が，こどもたちをより安全にスポーツができるように導く助けになってくれることを願って！

2023 年 7 月

鳥居　　俊

もくじ

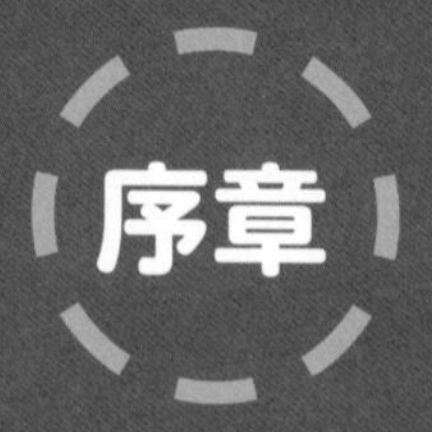

序章

スポーツによるけがと
その対応の基本

● けがの種類と名称

スポーツによって発生するけがには，「1回の強い力で起こるけが」と「1回ではけがにならないものの，繰り返し加わる力によって徐々に起こるけが」があります。これらは**急性**のけが（**外傷**）と**慢性**のけが（**障害**）と分類されます。一方，**捻挫**という名称もありますが，これは「捻（ひね）り挫（くじ）く」という意味で，けがのメカニズムを表わしただけで，どのような組織が傷ついたかを表わしていません。同様に，**打撲**や**挫傷**もけがのメカニズムです。

他方，**骨**に起こるけが，**筋肉**に起こるけが，**腱**に起こるけが，**靭帯**に起こるけが，**軟骨**に起こるけが，**神経**に起こるけがなど，けがが起こる身体の組織により分類した名称があります。骨の急性のけがは**骨折**であり，骨の慢性のけがは**疲労骨折**となります。表1に代表的なけがの名称をあげておきます。

● けがの症状

けがは身体の組織に損傷（傷）が生じたものです。切れたり，つぶされたり，というような傷が，眼に見える程度から，顕微鏡レベルまで，さまざまな程度で起こります。けがの場所では，毛細血管やリンパ管も切れて，出血や腫れが起こります。多くの組織では，傷を治すための反応が自然に起こり，毛細血管が伸び，白血球やその仲間の細胞が集まり，炎症の状態になります。ただ，軟骨や腱ではもともと血流に乏しく，炎症反応が起こりにくく，腱では修復のために毛細血管が伸びていくことになります。このような炎症は腫れや熱を伴います。

表1　けがの名称

	全体	骨	筋肉	腱	軟骨	靭帯	神経
急性	外傷	骨折 骨挫傷	肉ばなれ	腱断裂	軟骨損傷	靭帯断裂	神経断裂
慢性	障害	疲労骨折		腱症	離断性骨軟骨炎 変形性関節症	靭帯損傷	神経炎

表 2　RICE：安静，冷却，圧迫，挙上

Rest（安静）	患部を動かさないこと。その目的で副え木やテーピングで患部（けがしたところ）を固定する
Ice（冷却）	ビニール袋やアイスバッグに氷を入れて患部を 15 分冷やしたら（患部の感覚がなくなったら）外し，また痛みが出てきたら冷やす
Compression（圧迫）	内出血や腫れを防ぐため，患部にパッドなどをあてて包帯で巻く。きつくないかどうか，感覚や皮膚の色をチェックする
Elevation（挙上）	患部を心臓より上に上げることで腫れを防ぐ

● けがへの対応：RICE 処置

前述のようなけがによる変化や症状を軽減し，修復過程が円滑に進むように，医療機関に行く前に，あるいは受診の必要がない場合も，応急の対応・処置を行います。これを，各対応・処置の頭文字をとって **RICE 処置**といいます。

患部の安静（Rest）：患部（けがを起こしたところ）を動かさないことが原則です。患部の固定・保護も含みます。

患部の冷却（Icing）：患部の温度を下げ，出血や痛みを減らし，炎症の周囲への波及を抑えます。

患部の圧迫（Compression）：患部を圧迫して出血や腫れを減らし，患部のずれを抑えます。

患部の挙上（Elevation）：患部を高くして腫れや出血を減らすことです。

RICE 処置の実際の内容を表２に示します。

（鳥居　　俊）

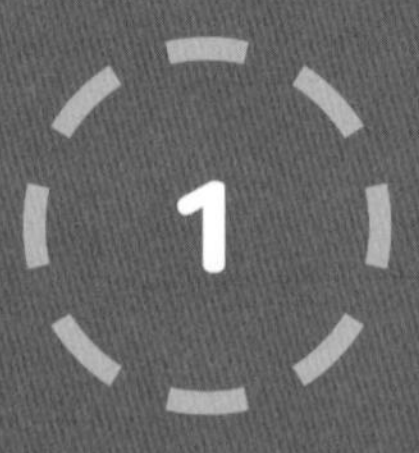

こどもの身体の発育発達

●「こども」とは

最初に当たり前のようなことを記しますが,「**こども**」の定義は何でしょうか。「おとな」(成体）と「こども」(幼体）の違いが明確な昆虫などでは，はっきりいつまでと定義ができます。魚ではどうでしょう。卵から孵化し，仔魚，稚魚，幼魚，若魚，成魚のような用語があり，若魚と成魚の違いは繁殖能力の有無であるようです。魚を例えにするのは失礼かもしれませんが，ヒトでは小児科に受診できるのは通常中学生まで，最近は法律的に成人年齢が 18 歳に引き下げられましたから，法律的には 18 歳が「おとな」となります。

では，高校生は法律的にはおとなでなく，小児科にも受診できませんが，こどもでしょうか。スポーツの世界では，以前はジュニアという年齢区分もあったのが，最近は U15，U18 のように年齢で区分するようになりました。それで解決されるかどうかは難しい問題です。

私たちが「こども」と呼ぶ場合には,「おとな」と異なるからそのように呼ぶわけですが，身体（体格)，精神（心)，知識など，さまざまな観点が考えられます。ただ，少なくとも完成されていない状態であることは間違いなく,「おとな」のルールで進めては支障があるからです。本書では，精神（心）の発育発達についてはあまり触れないようにしていますが，練習を計画するにあたっては当然配慮が必要ですから，ところどころで触れることになります。知識についても，本書で記すようなこどもの身体の特徴を，こども自身が知っていることは少ないのが現状です。保健体育の授業でもっと扱うべきでしょう。

「こども」の終わりの時点もはっきりしませんが，骨格的には後述するように成長軟骨が消失した時点です。学問的には「**成長期**」の終了は年間身長増加量が 1 cm 未満になった時とされていますが，正確に測らないとわかりません。

以上の観点から，本書では「おとな」からはまだかなり離れた身体を持ち，その身体についてきちんと知識を持って配慮しないと守ることができない年代（個人差があるので本当は年齢だけで区切れませんが）を対象に，保護者や指導者が知識を持ち，その知識によって対応していけるように，内容を準備しました。本書での「こども」はそのように受け取っていただけると幸いです。

● こどものからだがおとなと異なる点

こどもの時には身長が伸びます。出生時に 50 cm 程度だったのが，おとなになる時には男性で 170 cm 程度，女性で 158 cm 程度になります。つまり，出生時の 3 ～ 3.5 倍になります（図1）。しかし，小児科の教科書には「こどもの身体はおとなのミニチュアではない」という表現がしばしばみられます。単純に「おとなの身体を縮小した身体ではない」という意味ですが，実際身体の各部分の比率も異なり，新生児では身長の 1/4 ぐらいが頭ですが，徐々に頭の割合は小さくなり，中学生頃には 1/6 ～ 1/7 程度になります。また，身長に占める脚の割合は発育のピークの時期に最も大きくなり，その後少し減ります（図2）。

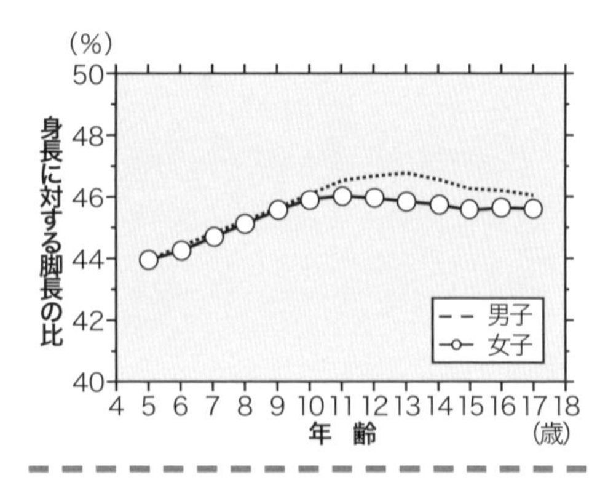

図2　身長に対する脚長の比（%）

身長が伸びるのは身体の各部分を構成している骨の長さが伸びることによるのですが，それぞれの骨には長さを伸ばす場所（**成長軟骨層**。レントゲンで骨の端に曲線状にみえる

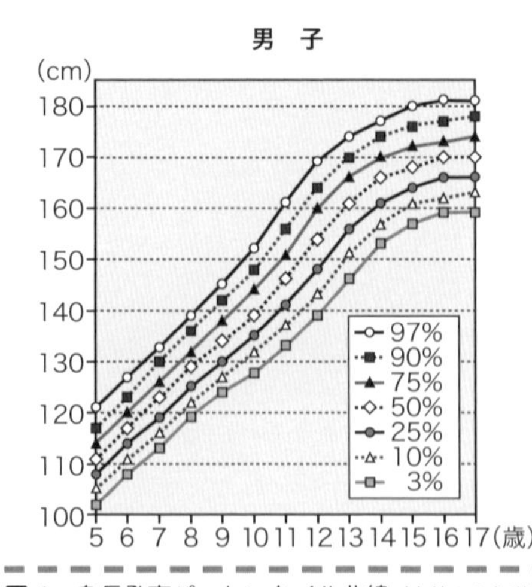

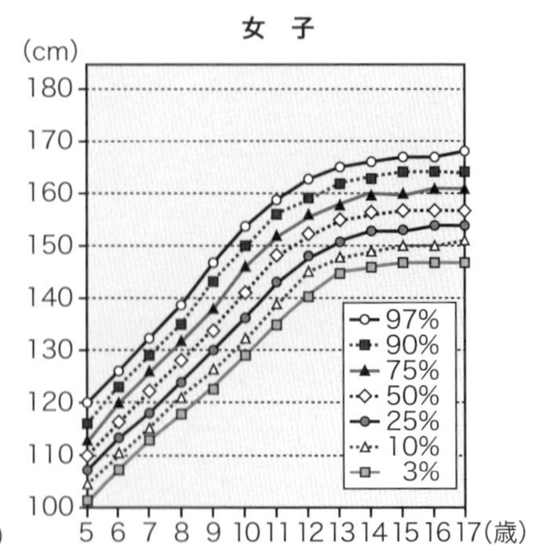

図1　身長発育パーセンタイル曲線（文献 1 より引用）

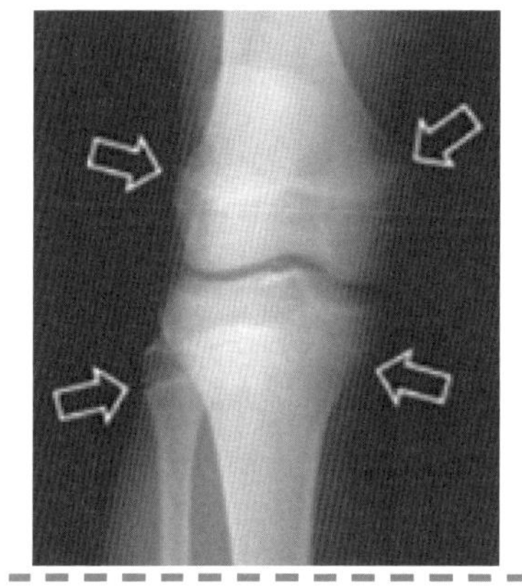
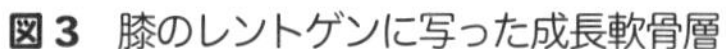

図３　膝のレントゲンに写った成長軟骨層

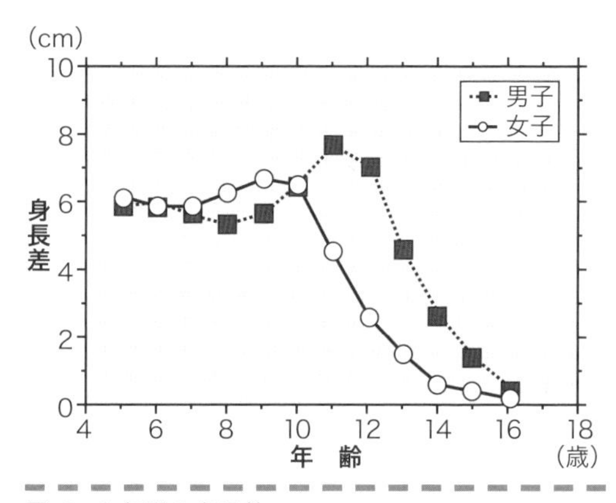

図４　１年間の身長差

ので**骨端線**とも呼びます）があり（図３），これがなくなると骨は伸びなくなります。文部科学省のデータから，ある年齢の身長の全国平均値と翌年の１歳上の全国平均値との差を身長差としてグラフ化してみると，図４のように男子では小学６年生（11 歳）から中学１年生（12 歳）にかけて，女子では小学４年生（9 歳）から５年生（10 歳）にかけて最大となっています。男女それぞれ平均的にはこの時期に最も身長が伸びるということになります。では，身体のどこでも同じように伸びるかというと，そうではなく，手足の先の方では中学生頃には成長軟骨層がなくなりますが，肩や骨盤では 20 歳頃まで成長軟骨層が残っています。

骨が伸びている間は，ある骨から関節を越えて別の骨につく筋肉は引っ張られて相対的に硬くなります。そのため，身長の伸びが活発な時期には柔軟性が低下します。男子では身長の伸びが活発な中学１年生頃に下肢の筋肉の柔軟性が最も低くなります。また，ふくらはぎは小学校高学年頃に最も硬くなり，股関節を越える腸腰筋は中学高学年で最も硬くなるように，筋肉により硬くなる時期に時間差があります。

成長軟骨層は骨に比べると構造的に弱く，筋肉・腱で引っ張られると裂け目ができたり，完全に離れてしまったりすることがあります。これらは**骨端症**，**骨端裂離骨折**と呼ばれる発育期特有のけがです。

身長の伸びが最大になる時を０歳として身体の発育をグラフにすると，骨の量の増加は図 5a のように，筋肉や内臓の量の増加は図 5b のようになります。

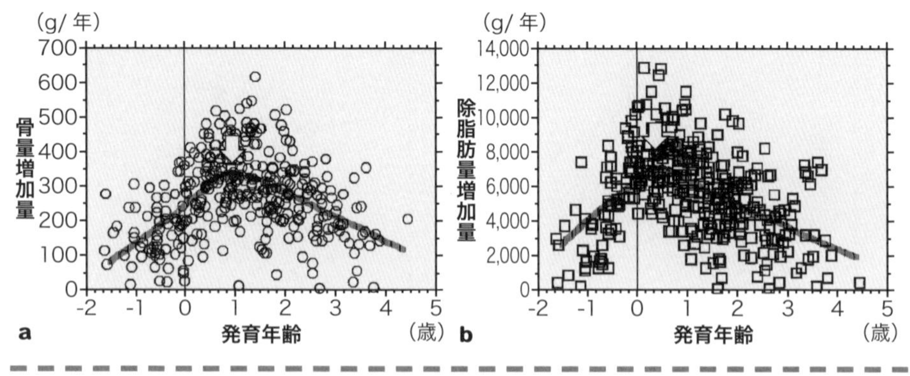

図 5 発育年齢と骨量（**a**）・除脂肪量（**b**）の増加量との関係。

身長が大きくなるのは骨の長さが伸びるためと記しましたが，骨の強さは身長と同じように強くなるのでしょうか。骨の強さ（骨量や骨密度）は骨の伸びのピークより 1 年ほど遅れてピークに達します。言い換えると，長さの増加よりも強さの増加は遅れることになります。そうすると，骨が一番伸びている時期には強さはまだ十分に増加しておらず，一時的に強さが減る時期もあるようです。実際，学校での骨折の発生率は，男子では中学 2 年生（13 歳），女子では中学 1 年生（12 歳）が最大です（図 6）。

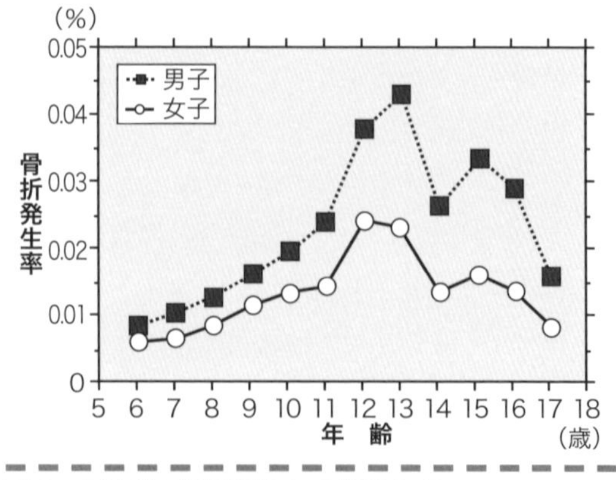

図 6 年齢別の学校管理下の骨折発生率

こどもの発育の個人差

こどもたちそれぞれの発育には早い遅いがあります。小学校までに身長が伸びきってしまうこどもがいれば，中学の後半から身長が活発に伸び始めて，高校に入って大きかった子をどんどん追い越していくスロースターターもいます。このように，発育のしかたには個人差があるため，年齢別，学年別にスポーツを行う

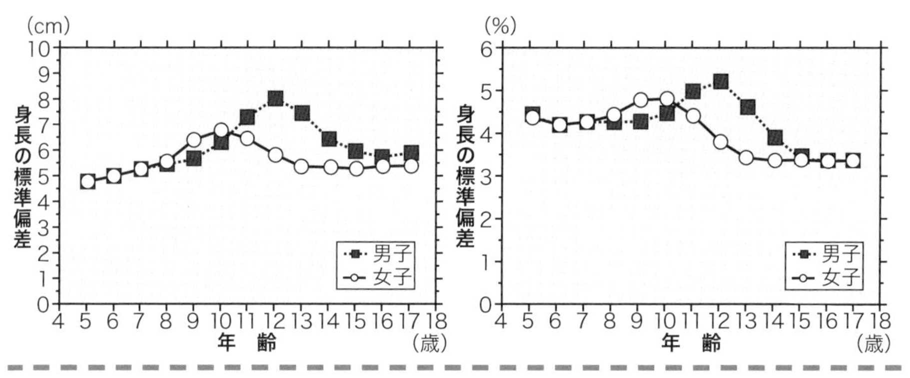

図 7　身長の標準偏差の年齢変化

場合に個人差に注意する必要が出てきます。個人差は文部科学省のデータでも標準偏差として示されています。男女とも，ちょうど身長が最も伸びる時期に，標準偏差も最も大きくなっています（図 7）。

発育の個人差は骨の強さや筋力など，けがや運動能力の個人差にもつながります。発育の遅いこどもは同じ練習をすると発育の早いこどもに負けてしまったり，けがをしたり，ということになり，それが続くとスポーツへの自信ややる気が下がってしまいます。指導者は発育の遅いこどもにぜひ目を向けてほしいと思います。実際，同じ学年でも 4 月生まれと 3 月生まれで最大約 1 年の年齢差があることになります。生まれ月の違いが出場の機会につながり，プロスポーツ界に入る割合が変わってくるという調査もあります。私自身も発育が遅く，中学時代はクラスでも小さい方から 3 番以内に位置していたため体育では負けることが多かったのですが，高校に入って身長が伸びて短距離走や走高跳などクラスでトップを争えるようになったという歴史があります。本来，勝ち負けを争うことがスポーツの意義ではありませんが，発育が遅かったために体育嫌いになった人たちもいます。発育の早い遅いで差ができてしまうことを否定的にとらえないで済むような指導が行われることを望みます。

参考文献

1)　文部科学省．学校保健統計調査―令和 3 年度．https://www.mext.go.jp/b_menu/toukei/chousa05/hoken/1268826.htm

（鳥居　　俊）

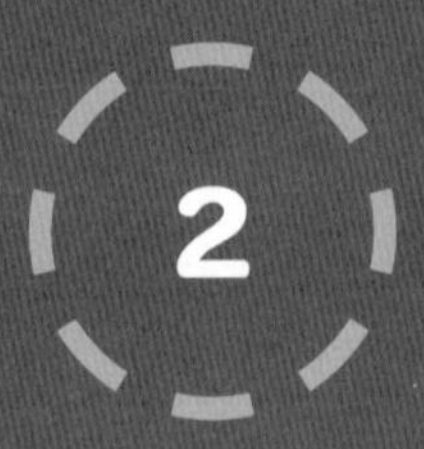

部位別編：
こどもの各部位の構造・機能，
重要なけがのメカニズム，
診断・治療・復帰，予防

2-1 こどもの頭を守る

はじめに

スポーツ中に頭を打つけがは比較的多くみられます。頭を強く打つと危険だと知られていますが，なぜ危険なのか，どうしたら危険なけがを防ぐことができるか，十分には知られていません。この節では頭の構造を知ってもらい，頭を打った時にどのようなことが起こるのか，周囲の人はどうしたらよいのか，専門家はどのように診断や治療をするのか，などを説明し，頭のけがを防ぐためにできることを紹介します。また，「頭が痛い」という症状をどのように考えたらよいか，についても触れたいと思います。

● 頭の構造とけが

私たちの頭は，脳が発達して大きくなったために重い部分になっています。頭の皮膚は丈夫ですが，直下に頭蓋骨があり，硬いものにぶつかると頭の皮膚が切れたり，皮膚の下で出血して「こぶ」ができたりします。頭蓋骨の内部には，頭蓋骨に包まれるように大事な脳があります(図 1)。脳のまわりには硬膜，くも膜，軟膜という数層の膜構造があり，くも膜の内側には脳脊髄液という水分が脳を守っています。脳自体は柔らかく，豆腐が水の中に入れられて壊れないようにしているのと似ています。

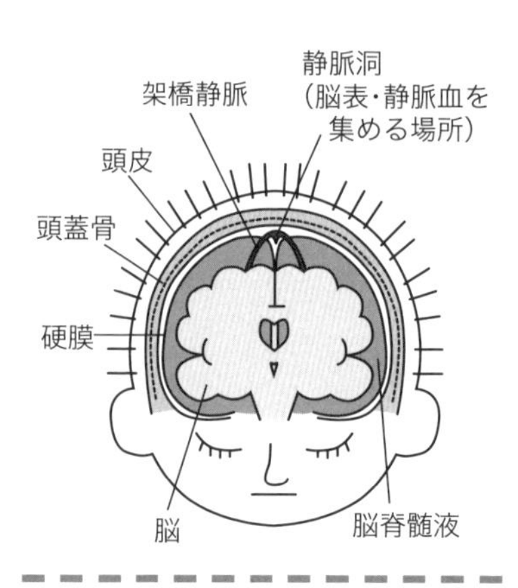

図 1　脳のまわりの構造

脳から硬膜に向かう血管が切れると，出血して脳のまわりに血が溜まってしまいます (**硬膜下出血**)(図 2)。また，頭蓋骨に骨折が起こって出血すると，硬膜の外側に血が溜まります (**硬膜外出血**) (図 2)。頭蓋骨が折れて内側にへこむと，脳を圧迫し傷つけてしまいます (**脳**

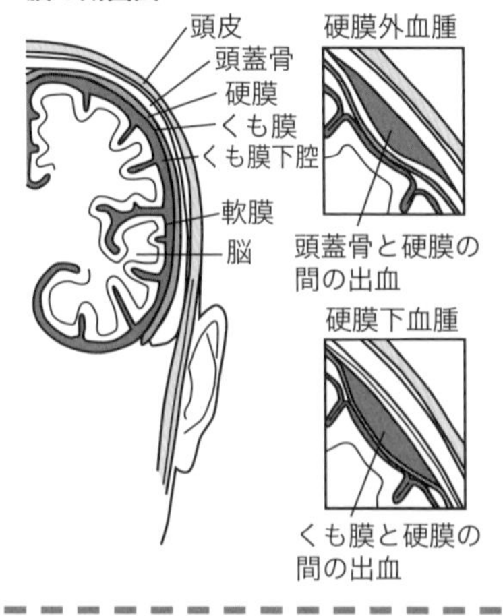

図 2　脳のまわりの出血

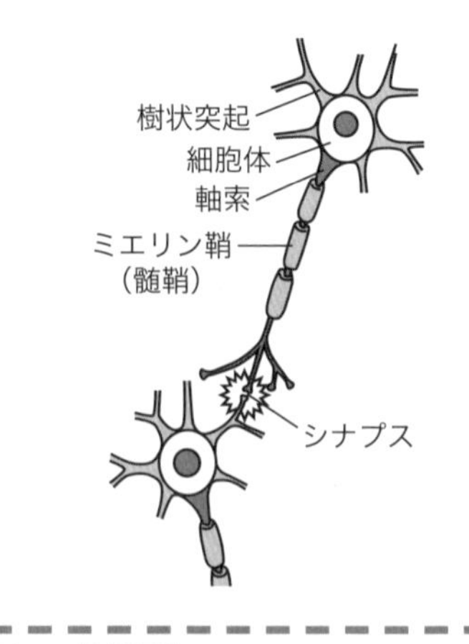

図 3　神経細胞

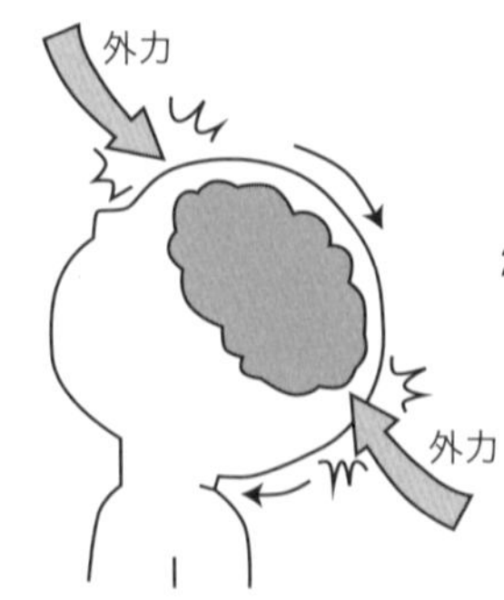

1. 顔や頭に大きな外力がかかり，その衝撃で脳が揺さぶられる。頭をぶつけていなくても，体への衝撃で脳が揺さぶられることもある。

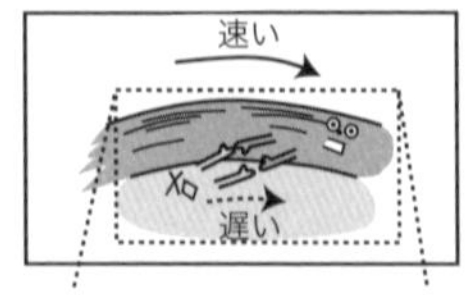

2. 軸索とよばれる神経線維のまわりの組織は何層にもなっていて，それぞれ回転速度が異なるためズレが生じる。

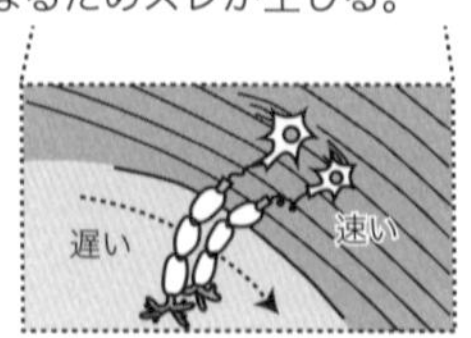

3. 脳が揺れた衝撃で神経線維が伸びたりねじれたりして，異常が生じる。それにより脳の機能が変化する。

図 4　脳振盪のメカニズム

挫傷）（図 2）。

脳は神経細胞の塊のようなものです。神経細胞は情報を受け取り，伝えるために，たくさんの長い突起を持っています（図 3）。この突起は電線のように脳から脊髄，あるいは眼や内耳などへと伸びています。頭をぶつけた時に，頭蓋骨の中で脳が揺れたり回転したりすると，この電線がねじれて神経細胞の情報伝達がうまくいかなくなると考えられています。こうした状態は，**脳振盪**の症状の原因と考えられています（図4）。

● こどもの頭のけがの発生メカニズム：こどもには頭や顔のけがが多い

『学校の管理下の災害』[1)] という資料には，日本の学校や幼稚園・保育園で発生したけがの統計資料が掲載されています。その中から，年齢ごとの負傷総数に対する頭や顔の負傷の割合を算出すると，図5のようになります。つまり，顔の負傷は4歳（年中）までが最大で，それ以降年齢とともに明らかに割合が減っていき，頭の負傷は6歳（小学校1年生）が最大で，それ以降割合が減っていく，ということになります。

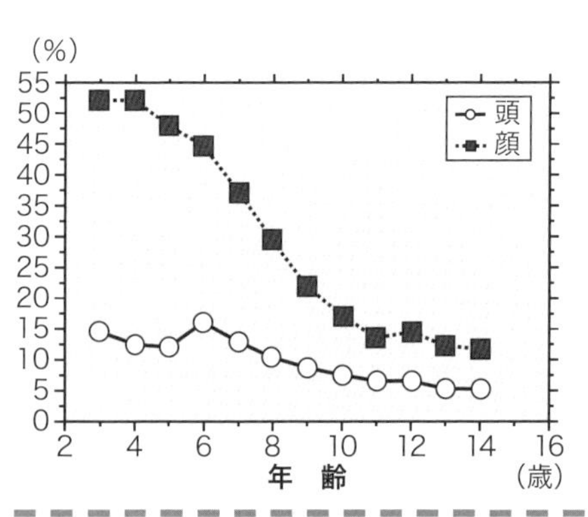

図5　年齢別の全負傷に対する頭・顔の負傷の割合

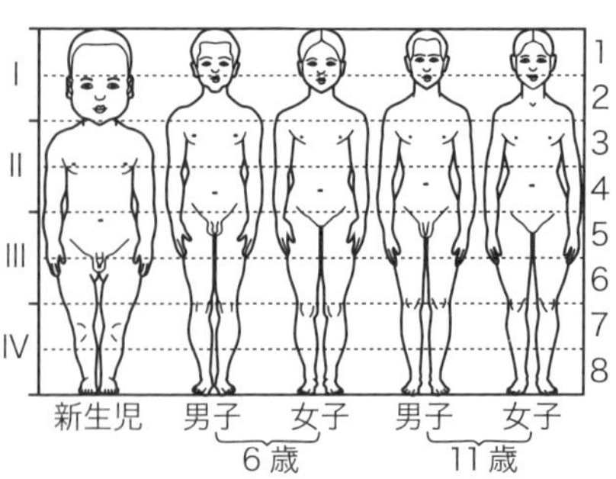

その理由を身体のプロポーション（図6）[2)] から考えてみると，首から上の重さが体重に占める割合は図7のように年齢とともに減少し，中学卒業頃にほぼ成人の割合になります。つまり，年少のこどもほど身体全体に占める頭の

図6　こどものプロポーション変化
（文献2より引用）

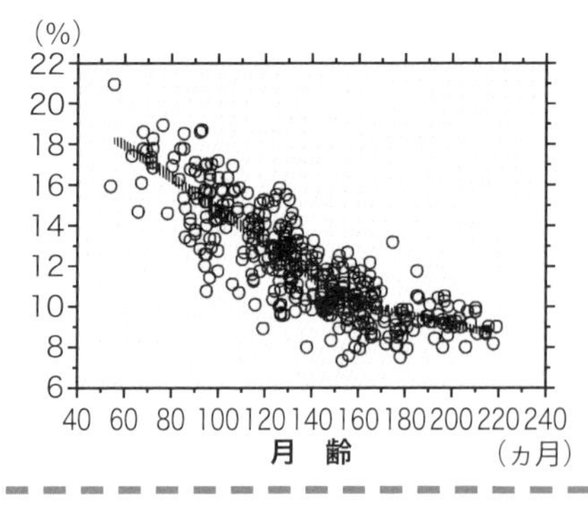

図7　男児の月齢と頭頸部重量割合との関係

重さの割合が大きく，しかも身体の一番上にあるため，バランスを崩せば転倒して顔や頭をぶつけやすいことになります。

こうした観点から，年少のこどもほどスポーツを含むどのような場面でも重い頭や顔をけがしやすい，という考えで，けがをしない配慮やけがをした時の対応方法を決めておく必要があります。

● 頭のけがの診断・治療：頭を打った時にすべきこと，してはいけないこと

頭を打ったら，まずスポーツを中止して，安全な場所で状態を確かめます。脳振盪の主要な症状に**意識障害**があります。**意識消失**（失神）だけが意識障害ではなく，ふだんよりぼーっとしている，という状態も意識障害です。今いる場所，今の時間，今日の日にちや曜日など，普通ならわかっている事柄がわからないのも，代表的な症状の１つです（**見当識障害**）。頭を打った時より前の記憶が飛んでしまう現象（**逆行性健忘**）や打った後の記憶が消えてしまっている現象（**順行性健忘**）もあります。

頭痛や吐き気の有無は，脳の腫れとも関係するので重要です。年少のこどもで症状を確認しにくく，気持ち悪くて吐いてしまう場合は，医療機関で頭の検査をしてもらいましょう。めまい，ふらつき，眠気なども多くみられる症状です。

これらの確認すべき主な症状は，スポーツ現場で脳振盪のチェックを行うメディカルスタッフ用に『チャイルド SCAT 3』[3]としてまとめられています（図８）。

● 頭のけがからのスポーツ復帰

骨折からの復帰であれば，レントゲンで骨の癒合状態を確認することで比較的明確に決めることができますが，脳の回復具合の判定は難しいのが現状です。少なくとも，図８の自覚症状がすべてなくなり，日常生活の動きでも再発することなく過ごせていれば，徐々に軽い運動から再開します。その場合，おとなのスポーツ選手では軽い有酸素運動から６段階を経て復帰をすることになるので（図９，表１），最低でも６日間は要します。こどもの場合はもっと時間をかけて復

チャイルドSCAT3（チャイルドSCAT第3版）

FIFA　FEI

5歳から12歳の子供達のためのSCAT（スポーツによる脳振盪評価ツール）　医療従事者専用

チャイルドSCAT3（チャイルドSCAT第3版）とは？[1]

チャイルドSCAT3は子供が脳振盪を受傷していないかどうかを評価するための標準化したツールであり、5歳から12歳までの子供を対象としています。2005年の初版のSCATや2009年のSCAT2の改訂版です。[2]　13歳以上の人にはSCAT3を使ってください。チャイルドSCAT3は医療従事者が使用するためのものです。資格のない方は、ポケット脳振盪認識ツール（PCRT）を使ってください。[1]　シーズン開始前にチャイルドSCAT3を実施しておくと基礎データとなり、受傷後のテストスコアを解釈するのに役に立ちます。

チャイルドSCAT3を使う際の具体的な説明は3頁目にあります。チャイルドSCAT3に詳しくない方は、この説明を初めから終わりまで注意深く読んでください。このツールはこのままの形で自由に複写し、個人やチーム、団体、組織に配付して構いません。しかし、いかなる改変、および電子形式によるいかなる複製も、スポーツ脳振盪グループの承認を必要とします。

注意：脳振盪の診断は臨床的な判断であり、理想的には医療従事者によって診断されるべきです。臨床的判断がない場合はチャイルドSCAT3だけで脳振盪を診断したり、除外すべきではありません。子供はチャイルドSCAT3が"正常"であっても脳振盪を受傷している場合があります。

脳振盪とは？

脳振盪は頭部への直接的または間接的な外力によって惹き起こされた脳機能障害です。脳振盪では、以下に例示するような、様々な非特異的症状や徴候を呈し、ほとんどの場合、意識消失を伴いません。以下のものが1つでもある場合は脳振盪を疑うべきです。

- 症状（頭痛など）
- 身体的徴候（不安定性など）
- 脳機能障害（混乱など）
- 異常行動（人格変化など）

現場での評価

救命救急処置への適応

注意：頭部への打撃は時に、脳振盪よりさらに深刻な脳損傷を惹き起こすこともあります。頭部に衝撃を受けた子供に以下のいずれかが認められる場合は、チャイルドSCAT3による評価は中止して、救急対応の手順に従って処置を行い、病院へ緊急搬送してください。

- グラスゴー・コーマ・スコアが15点未満
- 意識状態の悪化
- 脊髄損傷の疑い
- 症状の進行や悪化または新たな神経学的徴候
- 嘔吐の継続
- 頭蓋骨骨折を示唆する所見
- 外傷後けいれん
- 出血凝固障害
- 脳神経外科的な疾患や手術の既往（シャントなど）
- 多発外傷

1　グラスゴー・コーマ・スケール（GCS）

E：開眼反応	
自発的に開眼する	4
呼びかけに開眼する	3
痛み刺激に開眼する	2
まったく開眼しない	1
V：言語反応	
見当識がある	5
話はできるが混乱している	4
言葉は発するが意味は不明瞭	3
声は出せるが言葉としては理解できない	2
音声を発しない	1
M：運動機能	
指示に従う	6
痛み刺激部位に手をもってくる	5
痛み刺激から逃避するように四肢を屈曲する	4
痛み刺激で四肢を異常屈曲する	3
痛み刺激で四肢を伸展する	2
まったく動かない	1
グラスゴー・コーマ・スコア（E+V+M）	/15

後に悪化することも考慮して、GCSはすべての子供で記録しておいてください。

脳振盪を疑うべき徴候

頭部への直接または間接的な打撃を受けた後に、以下のいずれかの徴候が観察された場合には、子供の競技を中止し、医療関係者による評価を受けさせてください。そして、脳振盪が疑われたら、**その日は競技に復帰させてはいけません。**

たとえわずかでも、意識消失はありましたか？	はい	いいえ
「もしあったとしたら、それはどのくらいの長さでしたか？」		
平衡機能や協調運動の障害（つまずく、動きが遅い、ぎこちないなど）	はい	いいえ
見当識障害や混乱（質問に適切に答えられない）	はい	いいえ
記憶の喪失：	はい	いいえ
「それはどのくらいの長さでしたか？」		
「それは受傷前の事柄ですか？受傷後の事柄ですか？」		
無表情もしくはうつろな表情	はい	いいえ
上記のいずれかに加えて、明らかな顔のケガ	はい	いいえ

2　現場での評価 − 子供用マドックス・スコア[3]

*「今から いくつかの質問をします。よく聞いて、できるだけ答えてください。」*修正マドックスの質問（正解はそれぞれ1点）

今どこにいますか？	0	1
今はお昼ごはんの前ですか？　後ですか？	0	1
最後に習った科目はなにですか？	0	1
あなたの先生の名前はなんと言いますか？	0	1
子供用マドックス・スコア		/4

子供用マドックス・スコアは脳振盪の現場での診断に用いるものであり、継続して検査するためのものではありません。

脳振盪が疑われる子供は競技を中断させ、医学的な診断を受けさせるべきであり、一人きりにしないで、その後の変化を観察し続ける必要があります。脳振盪と診断された子供は受傷当日に競技に復帰させてはいけません。

基本的な情報

氏名　　　　受傷日時
検査担当者　　　　検査日時
スポーツの種類/チーム名/学校名
年齢　　　　性別　男　女
学年/クラス
利き手　右　左　特になし
受傷メカニズム（「何が起こったのか教えて？」）

保護者/付添人向けの質問

いままでに何回　脳振盪を受傷していますか？		
一番最近の脳振盪はいつですか？		
その脳振盪はどのくらいの時間でよくなりましたか？		
今までに　頭部外傷によって入院したり、CTまたはMRIのような画像診断を受けたことがありますか？	はい	いいえ
今までに頭痛や片頭痛と診断されたことがありますか？	はい	いいえ
学習障害、読み書き障害、注意欠陥障害（ADD）/注意欠陥多動性障害（ADHD）、またはけいれん性の病気がありますか？	はい	いいえ
うつ、不安障害、またはその他の精神疾患だと診断されたことがありますか？	はい	いいえ
家族にこれらの問題があると診断された人はいますか？	はい	いいえ
薬を飲んでいますか？「はい」なら、内容を書いてください。	はい	いいえ

チャイルドSCAT 3 / 1頁

図8　チャイルドSCAT3（次ページへ続く）（文献3より許可を得て転載）

自覚症状の評価

3 子供の報告

氏名	ない	ほとんどない	時々ある	よくある
注意を向けにくい	0	1	2	3
気が散りやすい	0	1	2	3
なかなか集中できない	0	1	2	3
何を話されたかを思い出せない	0	1	2	3
言われたとおりに出来ない	0	1	2	3
ぼんやりと他のことを考えてしまう	0	1	2	3
混乱する、わけがわからなくなる	0	1	2	3
忘れっぽい	0	1	2	3
最後までやり通せない	0	1	2	3
なんだかよくわからない	0	1	2	3
新しい事を覚えにくい	0	1	2	3
頭が痛い	0	1	2	3
ふわふわと揺れるような感じがする	0	1	2	3
部屋がくるくると回っている感じがする	0	1	2	3
気が遠くなりそうになる	0	1	2	3
注意して見ようとしても、ぼやけてしまう	0	1	2	3
物が二重にみえる	0	1	2	3
おなかが気持ち悪い	0	1	2	3
とても疲れている	0	1	2	3
疲れやすい	0	1	2	3

症状の数(最大20)
症状の重症度点数(表の全点数を合計 最大20×3＝60)

子供の自己評価　臨床医の問診　自己評価と臨床医の観察

4 保護者の報告

この子は	ない	ほとんどない	時々ある	よくある
注意を保持できない	0	1	2	3
気が散りやすい	0	1	2	3
うまく集中できない	0	1	2	3
何を話されたかを思い出せない	0	1	2	3
言われたとおりに出来ない	0	1	2	3
空想にふけっているような感じである	0	1	2	3
混乱している	0	1	2	3
忘れっぽい	0	1	2	3
最後までやり通せない	0	1	2	3
うまく問題を解決できなくなっている	0	1	2	3
学習に困難を生じている	0	1	2	3
頭を痛がっている	0	1	2	3
ふわふわと揺れるように感じている	0	1	2	3
部屋がぐるぐると回っているように感じている	0	1	2	3
気が遠くなりそうに感じている	0	1	2	3
物がかすんで見える	0	1	2	3
物が二重にみえる	0	1	2	3
吐き気を感じている	0	1	2	3
とても疲れている	0	1	2	3
疲れやすい	0	1	2	3

症状の数(最大20)
症状の重症度点数(表の全点数を合計 最大20×3＝60)

これらの症状は体を動かすことによって悪化しますか？ はい いいえ
これらの症状は頭を使うことによって悪化しますか？ はい いいえ

保護者の評価　臨床医の問診　保護者評価と臨床医の観察

総合評価(保護者/教師/コーチ/付添人が回答)
子供の行動は普段と比べてどのくらい違いますか？ 1つを選択
変わらない　とても違う　どちらとも言えない　判断できない

「保護者の報告」を書いた人の氏名
子供との関係

チャイルドSCAT3の点数は、脳振盪の診断、回復状態の判定、あるいは脳振盪後に競技者が競技に復帰できる状態にあるかどうかの決定に、単独で使用すべきではありません。

認知機能評価と身体機能評価

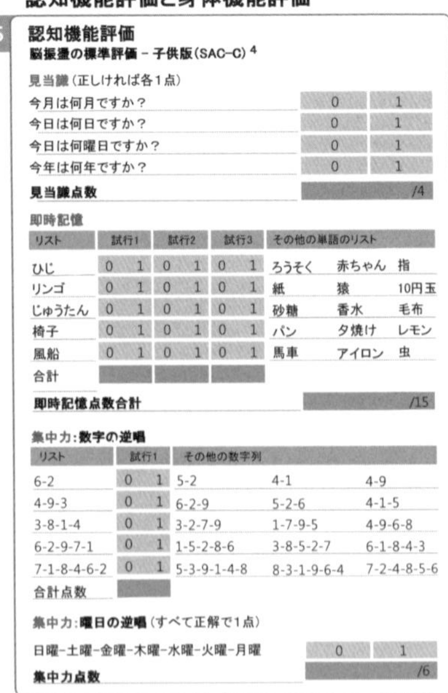

5 認知機能評価
脳振盪の標準評価 − 子供版(SAC-C) 4

見当識(正しければ各1点)

今月は何月ですか？	0	1
今日は何日ですか？	0	1
今日は何曜日ですか？	0	1
今年は何年ですか？	0	1
見当識点数		/4

即時記憶

リスト	試行1	試行2	試行3	その他の単語のリスト		
ひじ	0 1	0 1	0 1	ろうそく	赤ちゃん	指
リンゴ	0 1	0 1	0 1	紙	猿	10円玉
じゅうたん	0 1	0 1	0 1	砂糖	香水	毛布
椅子	0 1	0 1	0 1	パン	夕焼け	レモン
風船	0 1	0 1	0 1	馬車	アイロン	虫
合計						

即時記憶点数合計 /15

集中力：数字の逆唱

リスト	試行1	その他の数字列		
6-2	0 1	5-2	4-1	4-9
4-9-3	0 1	6-2-9	5-2-6	4-1-5
3-8-1-4	0 1	3-2-7-9	1-7-9-5	4-9-6-8
6-2-9-7-1	0 1	1-5-2-8-6	3-8-5-2-7	6-1-8-4-3
7-1-8-4-6-2	0 1	5-3-9-1-4-8	8-3-1-9-6-4	7-2-4-8-5-6
合計点数				

集中力：**曜日の逆唱**(すべて正解で1点)

日曜−土曜−金曜−木曜−水曜−火曜−月曜　0　1

集中力点数 /6

6 頸部の評価
可動域　圧痛　四肢の感覚と筋力
所見

7 平衡機能の評価
以下の1つ、または両方のテストを行います。

測定足の状態(靴、裸足、サポーター、テーピングなど)
修正BESS (Balance Error Scoring System) テスト 5
どちら側の足で検査しましたか
(検査は非利き足で行います)　左　右
検査した面(フローリング、芝など)

条件
両足立ち　逸脱回数　回
つぎ足立ち(利き足が前)　逸脱回数　回

つぎ足歩行 6, 7
時間(4試行中の最短時間)　秒
子供がやろうとして、最後まで出来なかったらチェック

8 協調運動の評価
上肢の協調運動
どちら側の手で検査しましたか？　左　右
協調運動点数 /1

9 SAC遅延想起[4]
遅延想起点数 /5

微候や症状は時間とともに増悪したり新たに出現したりすることがあるので、脳振盪の急性期には繰り返し評価することが重要です。

チャイルドSCAT 3 / 2頁

図8 チャイルドSCAT3（続き）（文献3より許可を得て転載）

説明

チャイルドSCAT3の全体を通して、***斜体字***で示した言葉は、検査担当者が子供に指示したり、説明したりする時に使用するものです。

現場での評価 － 子供用マドックス・スコア

脳振盪が起こったらすぐに、フィールド内またはその場で質問をして下さい。経過観察中にこれらの質問を繰り返す必要はありません。

自覚症状の評価 [8]

自覚症状を運動後に記入させる時は、きちんと休息している状態で行うべきで、運動後少なくとも10分を過ぎてから行ってください。

受傷当日

－子供に、今、どのように感じているかを、「子供の報告」の各項目に回答させてください。

翌日以降

－子供に、今日、どのように感じているかを、「子どもの報告」の各項目に回答させてください。

そして

－保護者/付添人に、この24時間にその子がどうであったかを、「保護者の報告」の各項目に回答させてください。

脳振盪の標準評価 － 子供版(SAC-C) [4]

説明

スコアシートの各項目を質問してください。正解した項目にはそれぞれ1点を与えます。子供が質問を理解しなかったり、誤った答えをしたり、答えられなかった項目は0点とします。

即時記憶

「今から記憶のテストをします。単語をいくつか読み上げますので、そのあと、思い出せる単語をできるだけたくさん言ってください。どんな順番でもかまいません。」

試行2, 3では

「もう一度同じ単語を読み上げます。思い出せる単語をできるだけたくさん言ってください。どんな順番でも、また、前に言った単語であってもかまいません。」

試行1, 2の点数にかかわらず、3試行を全て実施します。単語は1秒に1個の速さで読みます。**答えが正しければそれぞれ1点を加点します。**全3試行の点数の和を合計点とします。子供には、遅延想起テストがあることを知らせないでください。

集中力

数字の逆唱

「今からいくつかの数字を読み上げますので、それが終わったら、その数字を私が読み上げたのとは逆の順番で言ってください。例えば私が7-1と言ったら、1-7と言ってください。」

正しければ、次の桁数に進みます。もし間違えたら、もう1回試行してください。正しく答えた桁数ごとに1点を与えます。2回試行してともに間違えたらそこで終了します。数字は1秒に1個の速さで読んでください。

曜日の逆唱

「今度は1週間の曜日を逆の順番で言ってください。日曜日から始めて逆向きに行きます。つまり、日曜、土曜というように。では、始めてください。」

全て正解で1点を与えてください。

遅延想起

遅延想起は平衡機能と協調運動の評価が完了した後に行います。

「先ほど何回か読み上げた単語を覚えていますか？　その中からできるだけたくさんの単語を思い出して言ってください。どんな順番でもかまいません。」

正しく思い出せた単語にマルをつけてください。**思い出すことができた数を合計点とします。**

平衡機能の評価

チャイルドSCAT3を用いて評価する際には、この説明をよく読み、**一つひとつの動作を実演して見せた後**、子供にそれと同じ動作をやらせます。

修正Balance Error Scoring System (BESS) テスト [5]

この平衡機能テストは，修正Balance Error Scoring System (BESS) に基づいています。このテストにはストップウォッチか秒針付時計が必要です。

「今からバランスのテストをします。靴を脱いで、(ズボンのすそが足首にかかっていれば)ズボンを足首の上までまくってください。(足首にテーピングをしていれば) 足首のテーピングは外してください。このテストは、2つの異なる姿勢で行います。」

(a) 両足立ち

最初は足を揃えて立ち、両手を腰に当てて目を閉じます。20秒間その姿勢のまま動かずにじっとしているように指示します。その姿勢から動いた回数を数えることを子供に知らせてください。子供が姿勢をとり、目を閉じたら、時間を測り始めます。

(b) つぎ足立ち

利き足を前にして、その踵に反対側の足のつま先をくっつけて、まっすぐに並べて立たせます。体重を両足に同じようにかけさせます。ここでも、両手を腰に当て、目を閉じ、その姿勢のまま動かずに20秒間じっとしているように指示します。その姿勢から動いた回数を数えることを子供に知らせます。もしその姿勢からよろめいて動いてしまったら、目を開けて初めの姿勢に戻ってバランスをとり続けるように指示します。子供が姿勢をとり、目を閉じたら、時間を測り始めます。

平衡機能テスト：逸脱のタイプ － (a) (b) 共通

1. 両手が腰から離れる
2. 目を開ける
3. 足を踏み出す、よろめく、あるいは転ぶ
4. 股関節が30度よりも外転する
5. 足先または踵がもちあがる
6. 5秒よりも長く、テスト姿勢が崩れたままである

各20秒間の試行で、逸脱、すなわち、適切な姿勢からのずれを数え、加算します。評価者は、子供が適切な開始姿勢をとったのを確認してから逸脱を数え始めます。**修正BESSテストでは、2つの各20秒間のテストにおいて、1つの逸脱ごとに1点を加算します。**1つの条件における最大の逸脱合計数は10です。もし子供が同時に2つ以上の逸脱をしたら、1つの逸脱だけを記録しますが、子供はすぐにテスト姿勢に戻るようにし、子供が位置についたら再び逸脱を数え始めます。開始後**5秒**以上、テスト姿勢が崩れたままの子供は、その条件の最大得点である10点となります。

オプション：さらに評価するためには、上記と同じ2つの立ち方を中密度フォーム(例 約50cm x 40cm x 6cm)上で行うこともできます。

つぎ足歩行 [6, 7]

秒針付時計またはストップウォッチを用いて、この課題を完了するのに要した時間を測ります。

評価者への説明 － **以下のことを子供にして見せてください。**

*子供はスタートラインの後ろに両足を揃えて立たせてください(テストをきちんと行うには靴を脱がせてください)。その後、幅38mm(スポーツテープの幅と同じ)で長さ3mの直線上をできるだけ速く、かつできるだけ正確に前方へつぎ足歩行します。この際、1歩ごとに踵とつま先を確実にくっつけさせます。3m先へ着いたら、180度回転し、同じ歩き方でスタート地点に戻ります。**合計4回試行し、最速時間を採用します。**直線から外れたり、踵とつま先が離れたり、検査担当者や何かに触ったり、つかんだりした場合は不成功とします。この場合、時間は記録せず、適切であれば再度試行します。*

線の端まで行って戻ってくるまでの時間を測っていることを子供に説明してください。

協調運動の評価

上肢の協調運動

指－鼻テスト

検査担当者は**子供にして見せてください。**

「今から手を上手に動かせるかどうかを調べます。椅子に楽な姿勢で腰掛け、目を開けて、腕(右か左)を伸ばしてください(手をまっすぐ前に肩の高さまで上げて、肘と指は伸ばします)。私がスタートの合図をしたら、人差し指で自分の鼻の先を触り、次に手を伸ばすという動作をできるだけ速く、そしてできるだけ正確に5回繰り返してください」

採点：4秒未満で5回正しく反復できたら1点

検査担当者への注意：もし、鼻を触ることができなかったり、肘を伸ばしきることができなかったり、あるいは5回繰り返すことができなかったら不成功とみなします。**不成功の場合は0点とします。**

文献と注釈

1.この評価ツールは2012年11月にスイスのチューリッヒで開催された第4回スポーツにおける脳振盪に関する国際会議にて、国際的な専門家のグループによって開発されました。会議の結果の詳細およびこの評価ツールの著者はBr J Sports Med 第47巻5号, 2013 (Injury Prevention and Health Protection)に掲載されています。会議結果の論文は、他の主要な生物医学系の雑誌にも同時に掲載される予定です。著作権はスポーツ脳振盪グループが所持していますが、変更を加えない限り、自由に配付して構いません。

2. McCrory P et al. Consensus Statement on Concussion in Sport – the 3rd International Conference on Concussion in Sport held in Zurich, November 2008. British Journal of Sports Medicine 2009;43:i76–89.

3. Maddocks DL, Dicker GD, Saling MM. The assessment of orientation following concussion in athletes. Clinical Journal of Sport Medicine. 1995;5(1):32–3.

4. McCrea M. Standardized mental status testing of acute concussion. Clinical Journal of Sport Medicine. 2001;11:176–181.

5. Guskiewicz KM. Assessment of postural stability following sport-related concussion. Current Sports Medicine Reports. 2003;2:24–30.

6. Schneiders AG, Sullivan SJ, Gray A, Hammond-Tooke G, McCrory P. Normative values for 16-37 year old subjects for three clinical measures of motor performance used in the assessment of sports concussions. Journal of Science and Medicine in Sport. 2010;13(2):196–201.

7. Schneiders AG, Sullivan SJ, Kvarnstrom JK, Olsson M, Yden T, Marshall SW. The effect of footwear and sports-surface on dynamic neurological screening in sport-related concussion. Journal of Science and Medicine in Sport. 2010;13(4):382–386.

8. Ayr LK, Yeates KO, Taylor HG, Brown M. Dimensions of post-concussive symptoms in children with mild traumatic brain injuries. Journal of the International Neuropsychological Society. 2009;15:19–30.

チャイルドSCAT 3 / 3頁

図8　チャイルドSCAT3（続き）（文献3より許可を得て転載）

競技する子供について知っておくべきこと

脳振盪の疑いがある子供は、必ず競技を中断させ、医学的評価を受けさせる必要があります。受傷したその日に運動や競技に戻してはいけません。

注意すべき徴候

問題は受傷後24－48時間以内に起こりやすいものです。子供を1人だけにしてはいけません。そして、次のようなことが1つでもあれば、ただちに病院へ連れて行ってください。

- 新たに頭痛が起こる、または頭痛がひどくなる
- しつこい、またはだんだんひどくなる頸部痛
- 眠そうになる、または起こしても起きない
- ひとや場所が認識できない
- 嘔気または嘔吐
- いつもと違う行動をとる、混乱しているように見える、または怒りっぽい
- 何らかのけいれん（手足が勝手に動いてしまう）
- 手足や顔に力が入らない、しびれる、あるいはジンジンする
- 立位や歩行が不安定である
- しゃべり方が不明瞭である
- 話や指示を適切に理解できていない

安全が最優先と覚えていてください。
脳振盪が疑われた時は、いつでも主治医に相談してください。

学業への復帰

脳振盪は子供が学校で学習する際の認知能力に影響を与える可能性があります。このことを考慮し、子供が学業に復帰する前に医学的に問題のないことを確認する必要があります。**脳振盪の後に1～2日学校を休むのは合理的です。しかし、それ以上の欠席はあまり行われていません。**子供によっては、状態に応じて段階的に学業に復帰するプログラムを用意する必要があるでしょう。症状の悪化がないことを確かめながら、子供は学業への復帰プログラムに沿って戻っていきます。ある特定の活動によって症状が悪化したら、その活動は子供にさせないようにして、それが症状の悪化を惹き起こさなくなるのを待ちます。コンピュータやインターネットの使用も同様の段階的なプログラムに沿って、症状を悪化させないことを確認しながら行います。このプログラムは、保護者、教師および健康管理者の間の協議も踏まえて作成し、子供毎に異なります。学業への復帰プログラムは、以下のことを考慮して作成します。

- 課題や試験を完了できるように、追加の時間を与える
- 課題や試験を完了できるように、静かな部屋を用意する
- 大きな音がする場所を避ける。例えば、カフェテリア、集会室、スポーツ行事、音楽教室、工作実習室など
- 授業、家庭学習、試験の際に、頻繁に休憩をとらせる
- 1日に行う試験は1回までとする
- 課題を通常より短くする
- 指示や質問を繰り返し、思い出す手がかりを与える
- 同級生に手助けをさせたり、わからないところを教えさせたりする
- 教師から生徒に対して、きちんと回復するまでの間、種々の調整を行い、作業量の減少、試験様式の変更などにより、支援していることを伝え、安心させる
- 始業時刻を遅らせる、半日授業とする、限定した授業のみ受けさせる

子供は、症状が悪化することなく、首尾よく学校や学習に復帰するまで、運動や競技に復帰してはいけません。運動に復帰する前に医学的な許可が必要です。

もし何らかの疑問があったら、子どもの脳振盪の管理に精通し、資格を有する専門医に管理を任せるべきです。

競技への復帰

子供は、症状が悪化することなく、首尾よく学校や学習に復帰するまで、競技に復帰させないでください。
受傷した日には競技に復帰させてはいけません。
子供を競技に復帰させる際には、**医学的な許可を得たうえで、段階的で監修されたプログラムに従い**、一歩ずつ進める必要があります。

例

ステージ	各ステージにおける実際の運動	各ステージの目標
活動なし	身体と認知活動の休息	回復
軽い有酸素運動	歩行、水泳またはエアロバイク 強度は最大予測心拍数の70%以下。筋力トレーニングは行わない	心拍数の増加
競技特有の運動	アイスホッケーにおけるスケート練習やサッカーにおけるランニング練習。頭部に衝撃が加わるものは行わない	動作の追加
接触プレーのない運動、練習	より複雑な練習、例えばアイスホッケーやアメフトにおけるパス練習など。段階的な筋力トレーニングを開始してよい	運動、協調、認知負荷
接触プレーを含む運動、練習	医学的問題がなければ通常練習	自信の回復とコーチングスタッフによる機能評価
競技復帰	通常の競技参加（試合）	

各段階に約24時間（またはそれ以上）かけるべきであり、何らかの脳振盪後の症状が再発した場合は、症状が出ずに行うことができた段階にまで戻らなければなりません。筋力トレーニングは、後半のステージまで加えないでください。
子供が10日以上症状を呈する場合には、脳振盪の専門家である医師を受診することを勧めます。

競技に復帰する前に医学的に許可を得るべきです。

備考：

子供本人と保護者／付添人向けの脳振盪についてのアドバイス

（脳振盪を受傷した子供を**見守る人**に渡します）

この子供は、頭部に外傷を受けています。入念な医学的評価の結果、重篤な合併症の徴候はみられませんでした。速やかな回復が期待されますが、今後24時間は責任ある成人が子供の様子を見守る必要があります。

もし何らかの行動の変化を認めたり、嘔吐、めまい、頭痛の悪化、ものが二重に見える訴え、過剰な眠気に気付いたら、ただちに救急車を呼び、病院に行って下さい。

その他の重要点

- 脳振盪を受傷した後は、少なくとも24時間は休まなければなりません。
- 症状を悪化させる場合には、コンピュータ、インターネット、あるいはテレビゲームをしてはいけません。
- 医師から処方された場合を除き、痛みどめを含めて、どんな薬も飲ませないでください。
- 医学的に許可されるまでは、学業に復帰してはいけません。
- 医学的に許可されるまでは、競技に復帰してはいけません。

医療機関電話番号

氏名
受傷日時
受診日時
担当医

スタンプ

チャイルドSCAT 3 / 4頁

図8 チャイルドSCAT3（続き）（文献3より許可を得て転載）

ステージ 1：安静（心身の完全な休養）
ステージ 2a：症状がない程度の運動（勉強や仕事など）
ステージ 2b：軽い有酸素運動（ウォーキング，水泳など）
ステージ 3：スポーツ固有運動（ランニングドリル）
ステージ 4：コンタクトのないドリル（パス，レジスタンストレーニング）
ステージ 5：フルコンタクト（練習参加には医師の証明書が必要）
ステージ 6：競技復帰（リハビリ完了）
注 1）ステージ 5 に進む前にはプレーヤーと，医師の同意（証明書）をとること
注 2）19 歳未満の場合はステージ 6（競技復帰）に進む前に医師の同意（証明書）をとること

プレーヤーが中学生以下の場合

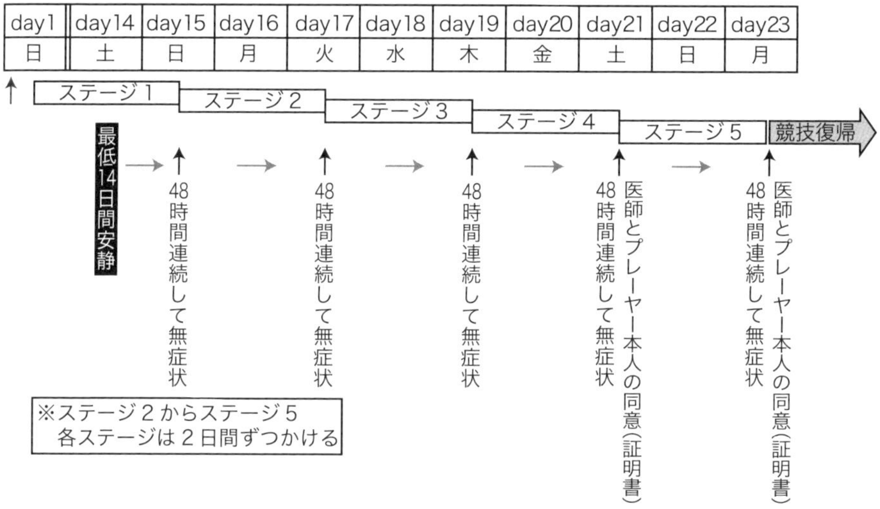

day1	day14	day15	day16	day17	day18	day19	day20	day21	day22	day23
日	土	日	月	火	水	木	金	土	日	月

ステージ 1
ステージ 2
ステージ 3
ステージ 4
ステージ 5
競技復帰

最低 14 日間安静
48 時間連続して無症状
48 時間連続して無症状
48 時間連続して無症状
医師とプレーヤー本人の同意（証明書）48 時間連続して無症状
医師とプレーヤー本人の同意（証明書）48 時間連続して無症状

※ステージ 2 からステージ 5
　各ステージは 2 日間ずつかける

図 9　頭のけがからのスポーツ復帰の例

帰する方がよいと考えられていますが，はっきりした基準がありません。さらに，おとなの選手できちんと段階を踏んで復帰しても，脳振盪後には手や足など他の部位のけがをする割合が多いことも報告されており，安全に復帰したつもりであっても何らかの機能が回復していない可能性が残っています。したがって，動きがぎこちないなど，頭のけがの前と異なる状態がみられる場合には，まだ完全には回復していないと考えて，対人プレーなどは避けて安全な動きの確認から徐々に行っていくのがよいでしょう。

頭の中で出血があった場合は，頭がぶつかる可能性のあるスポーツへの復帰は望ましくないと考えられています。専門医とよく相談をして，安全なスポーツに変更することを視野に入れてください。

表1　GRTP プロトコル

	リハビリテーションステージ	運動範囲	目的
1	最低安静期間	症状がない状態での体と脳の絶対安静	リカバリー
2	軽い有酸素運動	10～15分の軽いジョギング，水泳や低～中強度のエアロバイク。筋力トレーニングはしない。24時間ずっと症状がないこと	心拍数の上昇
3	競技に特化した運動	ランニングドリル。頭部に衝撃を与える活動はしない	動きを加える
4	ノンコンタクト・トレーニング・ドリル	さらに複雑なトレーニングドリル（パスドリルなど）に進む。漸増負荷による筋力トレーニングを始めてもよい	運動，協調性，認知的負荷
5	フルコンタクトの練習	通常のトレーニング活動	自信を回復させ，コーチングスタッフが機能スキルを評価する
6	競技への復帰	プレーヤーは元の活動に戻る	回復

● 頭のけがを起こさないために

最近，頭のけがが多いスポーツではヘルメットを着用することが増えました。頭が重いこどもたちが転倒して頭を打っても衝撃が和らげられるように，という目的です。ただし，ヘルメットが重くてますます転びやすくなってはいけません。ボクシングでつけるようなヘッドギアも有効かと思われます。相手を倒すようなスポーツでは，倒される時に頭を守る受け身動作（p.117，3-4 図2～5参照）の練習が重要です。実際，転倒するリスクはどのようなスポーツでも存在しますから，頭の重いこどもたちには頭を守る意識を持ってもらうようにしましょう。

こどものヘディングについては，p.93「脳振盪とヘディング」の項目を参照してください。

参考文献

1）日本スポーツ振興センター．学校の管理下の災害【令和3年版】．https://www.jpnsport.go.jp/anzen/kankobutuichiran/kanrika/tabid/3025/Default.aspx（2023年6月13日確認）
2）森　於菟，小川鼎三，大内　弘 他．解剖学　第1巻．第10版．東京：金原出版；1969．
3）島　克司（監），藤原一枝，塚原　純（訳）．チャイルドSCAT3日本語版．藤原QOL研究所ホームページ https://www.fujiwaraqol.com/concussion/scat3

（鳥居　　俊）

2-2 こどもの首を守る

はじめに

首のけがはこどもには比較的少ないものの（図1），ひとたび発生すると深刻な結果につながるため，予防が重要です。高校生や大学生にラグビーなどで発生している頚髄損傷は，小中学生でもプールでの飛び込みで発生し，重い後遺症や死亡の原因となっています。

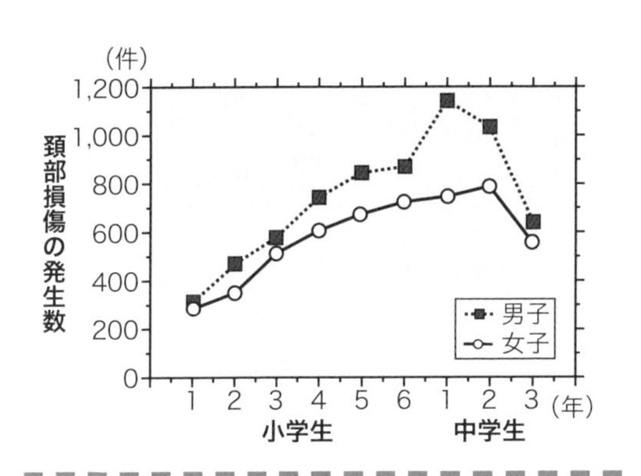

図1　小中学生の頚部損傷の発生数

図2は1998年～2011年の14年間に学校で発生したスポーツ中の頭頚部事故（死亡や重度

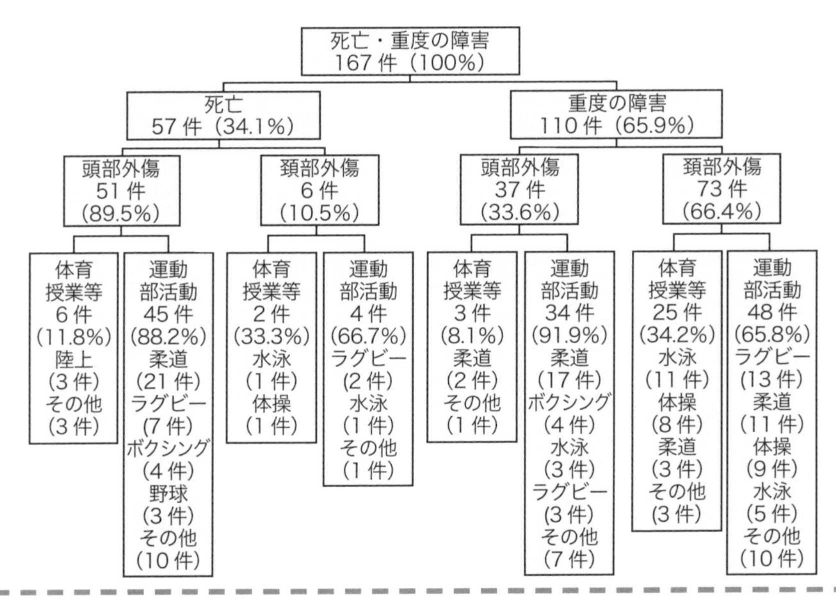

図2　学校の管理下の頭頚部事故（1998～2011年）

障害）の件数で，頸部の事故件数は 79 件（年間 5.6 件）です。部活動ではラグビーや柔道が多いですが，体育授業まで含めると水泳や体操が多くなります。多くの事故が発生しているスポーツには事故が発生しやすい原因があるので，予防策を講じる必要があります。

首の構造とけが

首は相対的に重い頭と体幹をつなぐ細い部分であり，支える周囲の筋肉はこどもではまだ十分に発達していません。頭のけがと同様に頭への直接の衝撃だけでなく，体幹への衝撃によっても頭が揺れ動き，いわゆるむち打ち損傷のような負傷が発生します。

首の骨格の頸椎は 7 個の骨が積み重ねられてできており，その間を椎間板がつないでいます（図 3）。頸椎の中には脊髄（頸髄）が通っており，これを損傷すると手足の麻痺など重大な後遺症を残すことがあります。

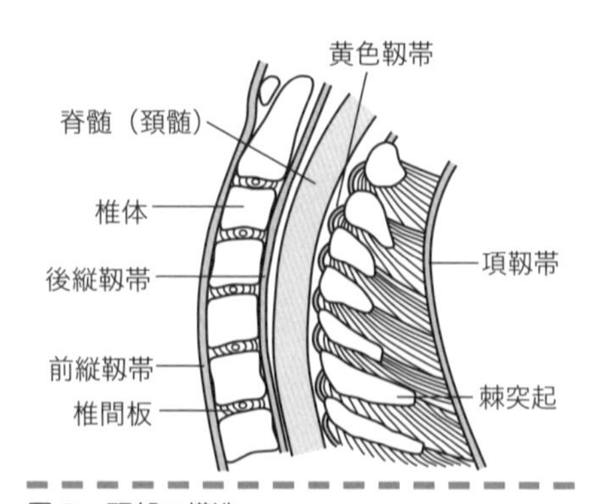

図 3　頸部の構造

小学生から高校生までの頸部のけがの内容別割合を比較すると，図 4 のように年長になると骨折が多く，

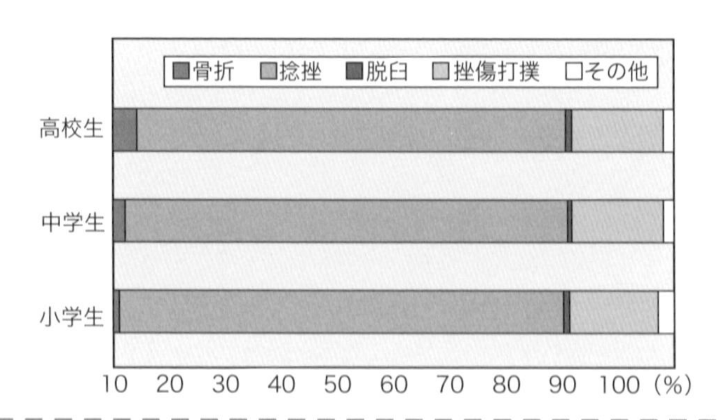

図 4　頸部損傷の内容

小学生では捻挫が多くなっています。捻挫はいわゆるむち打ち損傷であり，頭が強く揺らされる際に首が曲げられたり反らされたりして発生します。頚椎をつなげる靭帯や椎間板の強度を超えると脱臼が起こり，また強い揺れに周囲の筋肉が引っ張られると筋損傷や頚椎同士を支える靭帯の損傷が起こります。さらに，脱臼や骨折で脊髄が強く圧迫を受けると，頚髄損傷になってしまいます。前述の頚部の重大事故はほとんどが頚髄損傷であり，ラグビーのようなコンタクトスポーツではタックルの際に，柔道では投げられた時に，首が過度に曲げられたり伸ばされたりすると脱臼や骨折に到り，その結果として頚髄損傷が発生します。一方水泳では，プールに飛び込んでプールの底に頭部や顎が衝突し，頚部が過度に動かされて頚髄損傷が起こっています。そのため，スタート台以外の場所での飛び込みや十分な深さのないプールでの飛び込みは禁止するように注意勧告が行われ，最近は事故が減ってきました。体操では，空中動作のタイミングがずれて頭や顔から床面に落ち，頚部を過度に動かされることで事故が発生しています。

● 首のけがからの復帰

首のけがの影響でしばらく首を動かさないでいると，首の周囲の筋力が弱くなり，首の動きも狭まってしまいます。そのような状態で首に負荷が加わる動きを再開するのは危険です。まず，首のまわりの筋肉の柔軟性を元に戻し，筋力も強くするようにリハビリが必要です。首の骨同士の間の動きも，筋肉の柔軟性を戻すのと並行して徐々に広げていくことで，けがの前の状態に近づいたら，元のスポーツへの復帰が可能になります。

頚髄損傷では手足の麻痺が残ることがあり，専門施設での専門的なリハビリを必要とします。それを乗り越えてきた人たちが，車椅子スポーツで活躍しているわけです。

● 首のけがを減らすには

最も多く重大事故が発生しているプールでの飛び込みでは，急角度での飛び込みをしないことが重要です。入水角度が 30° を超えると頭が水深 1 m 以上に達

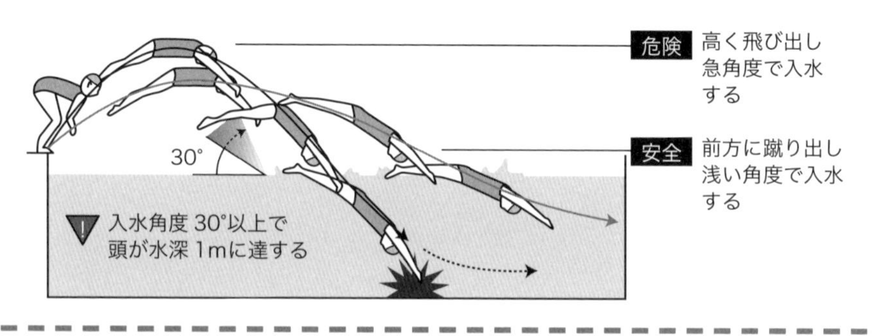

図 5 飛び込みの角度

するということが知られており，図5にあるように高く飛び上がって飛び込むのではなく，前方に蹴り出して飛び込むような方法が安全です。このような指導をきちんと受けていることで事故を防止できるはずですが，実際にはふざけて飛び込んだり，スタート台以外の場所から飛び込んだり，という場面で事故が発生しています。ですから，そのような行為によって大きな事故が起こることを，こどもたちにも十分に説明しておくことが重要でしょう。

ラグビーなど接触，衝突のあるスポーツでは，こどもたちにはタグラグビーなど頭頚部の事故にならないようなルールを設けていますが，年長の年代では頭を下げないヘッドアップ姿勢でのプレーが呼びかけられています。

参考文献

1) 日本スポーツ振興センター：学校の管理下における体育活動中の事故の傾向と事故防止に関する調査研究－体育活動における頭頚部外傷の傾向と事故防止の留意点－調査研究報告書．2013. https://www.jpnsport.go.jp/anzen/anzen_school/bousi_kenkyu/tabid/1651/Default.aspx
2) 日本スポーツ振興センター：学校における水泳事故防止必携（スポーツ庁委託事業 学校における体育活動での事故防止対策推進事業 平成 29 年度）．2018. https://www.jpnsport.go.jp/anzen/Portals/0/anzen/anzen_school/suiei2018/suiei2018_0.pdf

（鳥居　　俊）

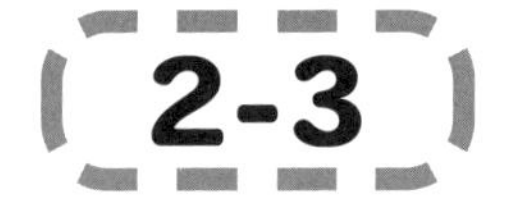

2-3 こどもの胸部，腹部を守る

はじめに

こどもの胸部のけがや病気は首のけがと同様に小学校高学年から中学校で多くなっており，傷病全体に占める割合も小学５年生以降で多くなっていますが，けが全体の１～２％です（図１)。

同様に腹部のけがも５年生以降で多くなりますが，けが全体の0.5％未満です（図２)。

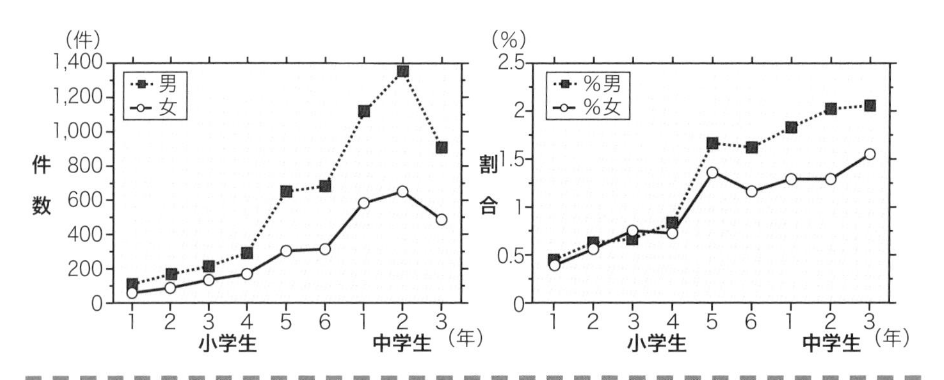

図１ 胸部のけがや病気の発生数，全体に占める割合

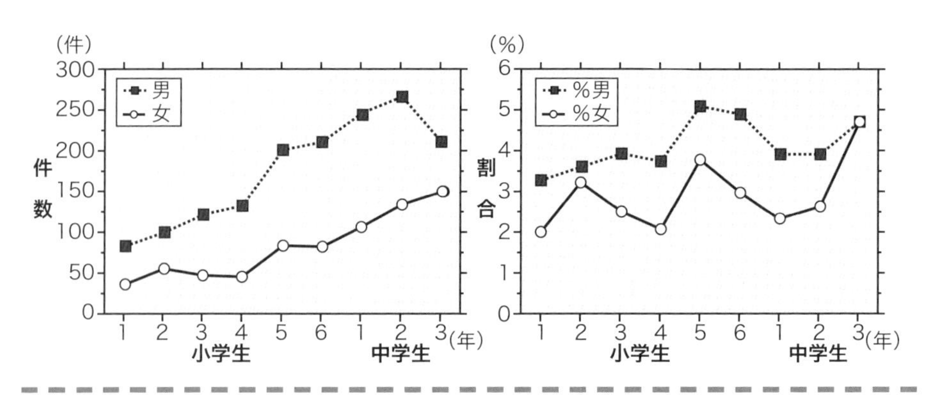

図２ 腹部のけがや病気の発生数，全体に占める割合

● 胸部の構造とけがや病気

肋骨と胸骨でできている胸郭は，おとなに比べて柔らかく変形しやすい特徴をもっています。形は，おとなほど横幅が縦幅より大きくなく，円筒形に近くなっています。胸郭の中には肺と心臓や大血管が守られており，運動時に必要な呼吸と循環機能の本丸になっています。気管や気管支はおとなに比べて細いため，粘膜が腫れると狭くなりやすく，呼吸が苦しくなりやすいと考えられます（図3）。

心臓震盪（図4）は，胸部の前方にボールや他の選手の身体の一部などがぶつかり，胸郭ごしに心臓に圧迫が加わり，その結果，心臓の収縮の特定の時期に衝撃が伝わると，心室細動のような心停止につながる不整脈が起こってしまうことと考えられています。こどもたちでは野球のボールによる事故が最も多いことが報告されています（p.80，3-1 参照）。こうした現象が発生することを周囲が知識として持っていれば，AED を用いた応急対応ができます。

けがとは異なりますが，スポーツ中の心臓や循環器に起因する**突然死**は，以前よりは減っているものの，2019 年度に小学生で 3 件，中学生でも 3 件が報告されています。AED の使用が現場で円滑に行われることで，救うことができる命があると考えられます。

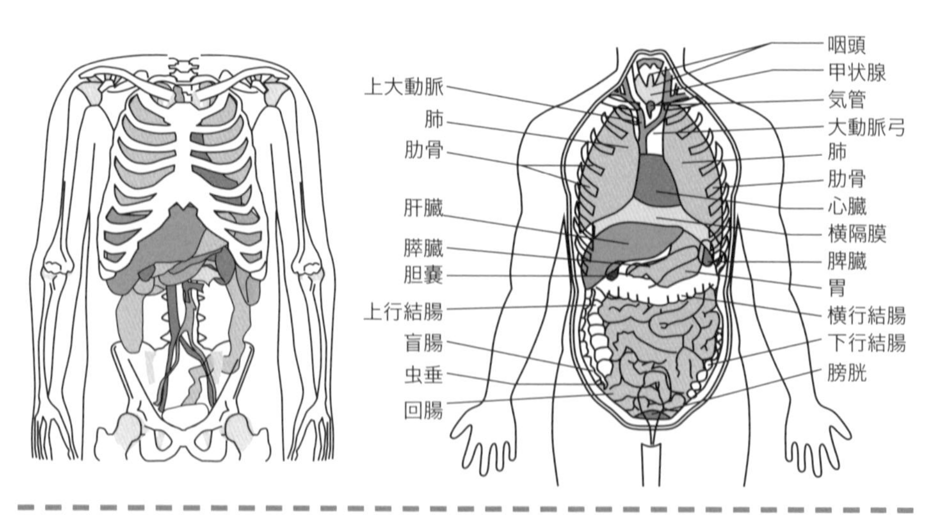

図 3　胸部，腹部の骨格と内臓

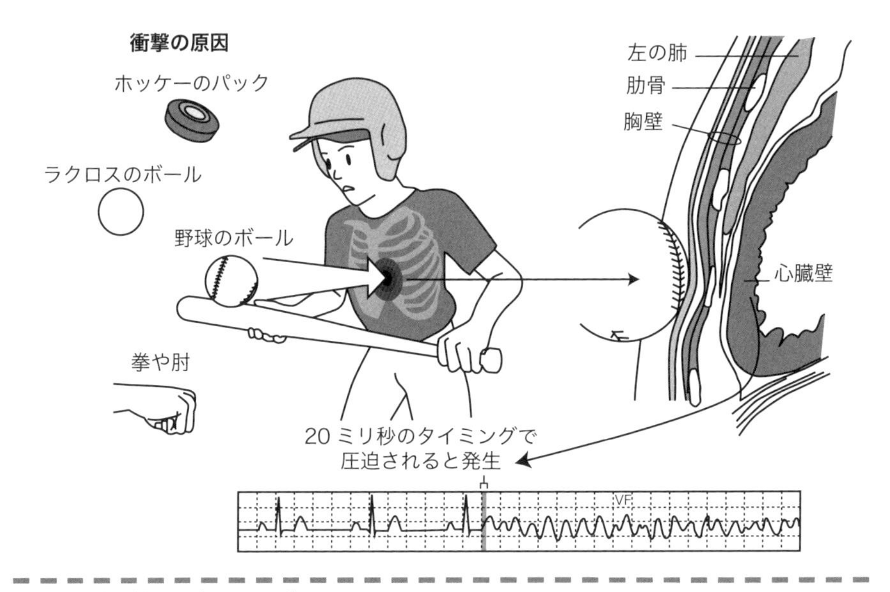

図 4　心臓震盪の発生メカニズム

年長のこどもでは，転倒や強い打撲で肋骨の骨折も起こります。痛みの箇所がはっきりとしており，咳や深呼吸で痛みが出る場合には，疑ってレントゲン撮影をします。**肋骨骨折**は，胸郭を保護するサポーターのようなもので数週間圧迫し胸郭の動きを制限することで，ほとんどは治ります。ただし，自転車での転倒のように激しい外力を受けて肋骨が肺を傷つけているような場合（血胸，気胸）は，入院治療が必要です。

気管支喘息はこどもに多いため，昔は小児喘息という呼び方もありましたが，最近は成人の選手でも多くみられ，治療薬にはアンチドーピングの立場から注意が必要となっています。運動時には呼吸が増え，特に乾燥した冷たい空気を吸うと気管支が過敏なこどもでは喘息発作が出やすくなります。

● 腹部の構造とけがや病気

腹部は胸部と異なり，胸郭のような骨格で守られず，周囲の筋肉（腹直筋，内・外腹斜筋などの腹筋群）で包まれています。腹腔内には胃や腸などの消化器，腎臓，膵臓，膀胱，女性では子宮や卵巣があり，肝臓は右胸郭の一番下部で肋骨によって前方をカバーされていますが，右上腹部を膝などで突き上げられるように打撲すると損傷されることがあります。同様に腎臓は腹部の最も奥の方にあり，最も下部の肋骨の付近にあります。そのため，側腹部から突き上げられるような打撲で損傷されることがあります（図3）。

小・中学生ではほとんどが打撲挫傷に分類されるけがですが，スピードや体格が高まる高校生以上になると，前述のようなメカニズムで腹部内臓の損傷が起こることがあります。強い腹痛や血圧低下がみられる場合には，内臓損傷も疑って救急車を呼ぶことも必要になります。腎臓の損傷では血尿が出ることもあります。

参考文献

1） 輿水健治，中村 元洋．心臓震盪 update －国内例の状況と予後，今後の対策－．臨床スポーツ医学．2018; 35: 574-577.
2） 日本スポーツ振興センター．学校の管理下の災害【令和３年版】. https://www.jpnsport.go.jp/anzen/kankobutuichiran/kanrika/tabid/3025/Default.aspx（2023 年 6 月 13 日確認）

（鳥居　俊）

2-4 こどもの肩を守る

はじめに

こどもの肩のけがは年代によって変わってきます。また，外傷と障害もあり，予防の考えも全く異なってきます。この節では，こどもたちがスポーツを行う際に気をつけるべき肩のけが全般を扱います。

● 肩の構造とけが

肩は腕と胴体との連結部分と考えるとわかりやすいでしょう。投球動作やバレーボールのアタック動作など腕を大きく使う動作では，肩という関節の動きが非常に重要になります。肩関節は腕の骨（上腕骨）と胴体が直接関節をつくっているわけではなく，肩甲骨という骨を介して接触しています。肩甲骨は肋骨でできた胸郭の上をスライドしたり回旋したりして，腕の動きを大きくしています（図1）。

肩関節の動きは前後，内外あらゆる方向に可能で，脚と胴体との連結部分の股関節に比べてはるかに大きくなっています（図2）。動きが大きい分，肩関節は安定度が低くなっており，私たちの身体の大きな関節の中で最もはずれやすい関節でもあります。

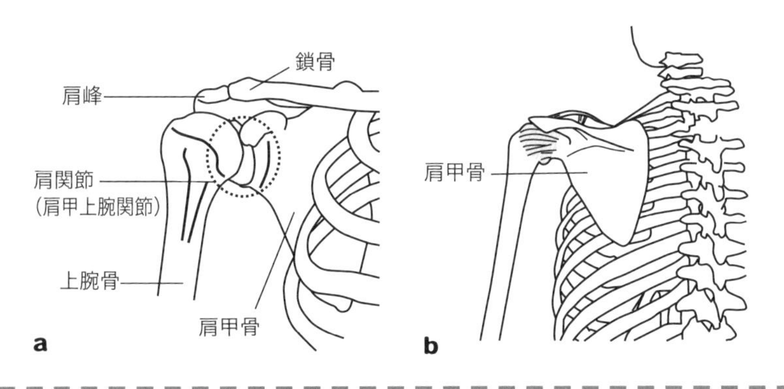

図1 肩関節の骨格構造（**a**）と肩甲胸郭関節（**b**）。肩甲骨は胸郭の上を移動，回旋する。

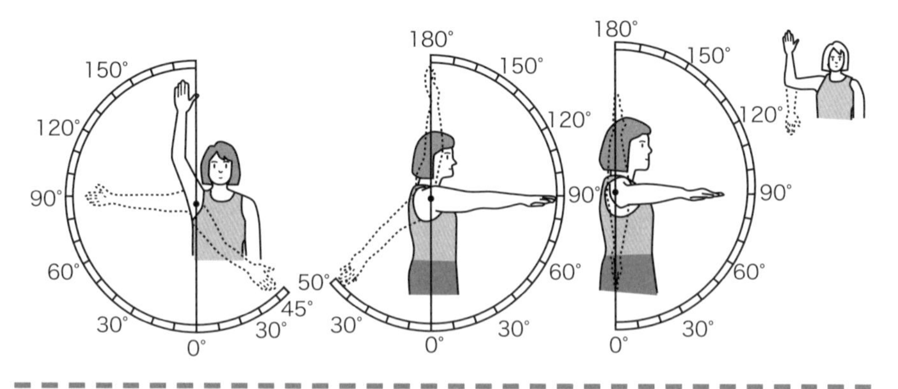

図 2　肩関節は前後，内外あらゆる方向に動かすことが可能。

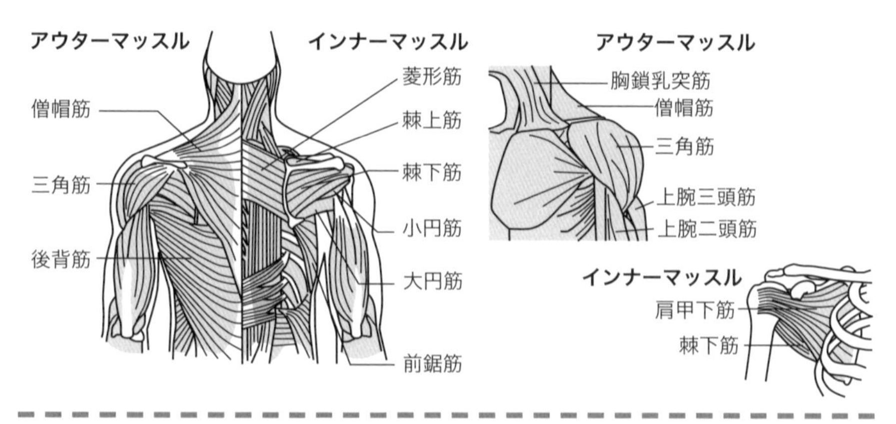

図 3　肩のアウターマッスルとインナーマッスル

肩を動かす筋肉には，外側から見える大きな筋肉（アウターマッスル）とその中に隠れている比較的小さい筋肉（インナーマッスル）があり，アウターマッスルは大きな動きや強い力を出すために重要で，インナーマッスルは肩が安定して正しい動きをするために不可欠です（図 3）。インナーマッスルの腱は肩甲骨と上腕骨の付け根の間を通るため骨の間でぶつかりやすく，転倒した時に傷がついたり，切れたりすることもあり，また投球動作などの繰り返しでぶつかり続けると慢性的な傷になってしまうことがあります。

幼いこどもたちでは少ないですが，ラグビーなどのスポーツでは，強い力で腕が持っていかれて肩が外れる「脱臼」が生じることもあります。

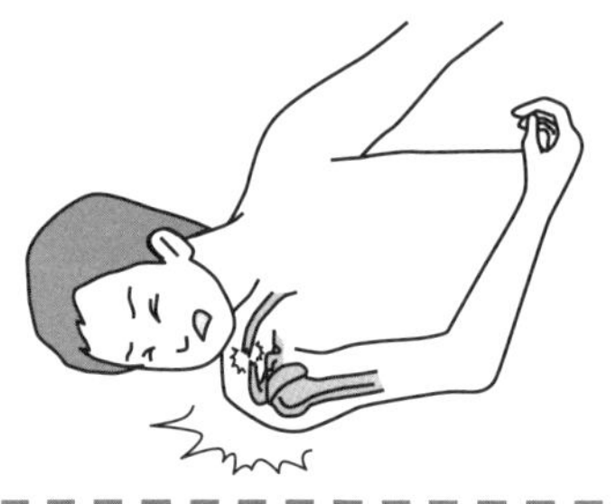
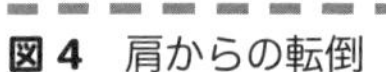

図 4　肩からの転倒

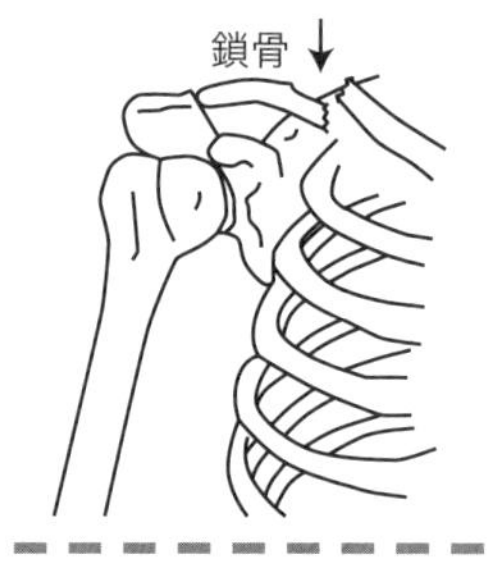

図 5　鎖骨骨折

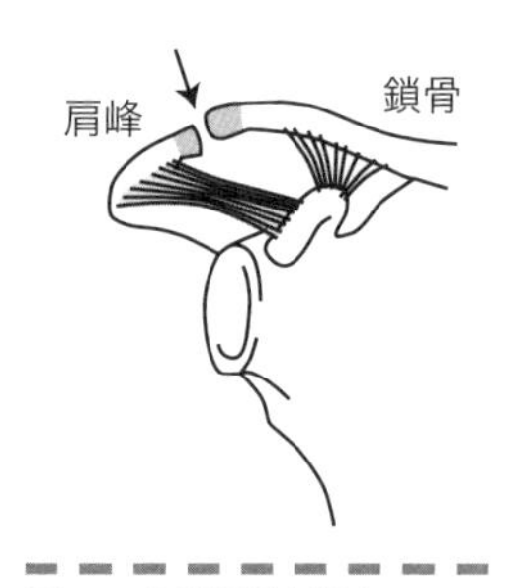

図 6　肩鎖関節脱臼

● こどもに多い急性の肩のけが（外傷）

肩からの転倒によるけが（図 4）

サッカーなどの球技では脚がからんで転倒して肩から落ちた場合，柔道では投げられて肩から落ちると，肩の周囲にさまざまなけがが発生します。**鎖骨の骨折**（図 5）や鎖骨の先端が浮き上がってしまう**肩鎖関節脱臼**（図 6）は，ある程度身体が大きくなる年代ではしばしばみられます。年少のこどもでは骨が柔らかくてたわみやすく，おとなのような骨折が起こりにくい特徴があります。**若木骨折**といって，若い木の枝を曲げたような状態になることがあります。

肩をひねることによる肩関節捻挫

対人スポーツで他のこどもと腕が接触し，肩を無理な方向にねじられた場合に肩の周囲の靱帯や関節包（関節の壁）の損傷が起こります。年長になると関節唇という関節内の軟骨の損傷が起こったり，関節軟骨の損傷が起こったりします。また，タックルなどでより強い外力が加わると，関節がはずれてしまう脱臼や亜脱臼が起こることがあります。

● こどもに多い慢性の肩のけが（障害）

野球の投球動作やテニスのサーブ動作など，腕を振り上げて振り下ろす動作を繰り返し行うと，肩関節部にひねりが繰り返され，インナーマッスルの腱である腱板の損傷や上腕骨の成長軟骨の損傷が起こることがあります。成長軟骨の損傷は関節部分がずれる変形を生じることや，より重度の損傷では腕の骨の伸びが制限されることがあるようです。少年野球選手にこの種のけがが多いことから，**リトルリーガーズショルダー**という名前もつけられています。成長期に肩をひねる動きを続けることによって上腕骨のつけねの形は変わり，より後方にひねりやすい形に適応していきます。しかし，ひねる力が大き過ぎると成長軟骨層のけがとなって，痛みや成長障害をきたしてしまう危険があります。

● 肩のけがを予防する

急性のけがも慢性のけがも，肩の関節の動きの許容範囲を超えたために起こるものが多くみられます。腕の動きは肩甲骨の動きを伴ってより大きな動きになりますが，肩甲骨をうまく動かせないと肩の関節の許容範囲を超えてけがが起こってしまいます。また，股関節を含めた下肢の動きが制限されていると，肩に無理がかかります。成長期に下肢の筋肉の柔軟性が下がると股関節や骨盤，腰部の動きが低下し，肩をより大きく動かさざるをえなくなるため，下肢の柔軟性を維持できるようにストレッチにしっかりと取り組むことが重要です。

慢性のけがでは，同じ動作をどれぐらい繰り返すか，その回数が問題になります。アメリカでは，主に肘のけがの予防のために，少年野球の選手たちに投球数の制限と休養の取り方を細かく設定しています。Pitch Smart[1) というサイトで，誰でも閲覧できるようになっています。日本でもこの考えに基づいて，少年野球では規則をつくって，投げ過ぎによる障害を減らそうとしています。同じことがテニスでも，バレーボールでも通じるはずです。

転倒によって生じる肩のけがは，受け身の動作（p.117，3-4 図２～５参照）をうまくとることで予防できます。逆に，おとなでも受け身動作がうまくできない選手は，鎖骨骨折を繰り返す場合があります。その意味で，マット運動などの身体を操作する動きをしておくことは，さまざまなけがの予防にもなります。

参考文献

1）Pitch Smart．https://www.mlb.com/pitch-smart

（鳥居　　俊）

2-5 こどもの肘を守る

はじめに

こどもたちがスポーツ活動で肘を痛める場合，最も問題になるのが野球肘でしょう。他に問題となるのは，転倒で発生する肘周辺の骨折や靱帯損傷ですが，靱帯損傷は年少児には少なく，成長軟骨（p.7 参照）がなくなった年長のこどもでは靱帯損傷が起こります。

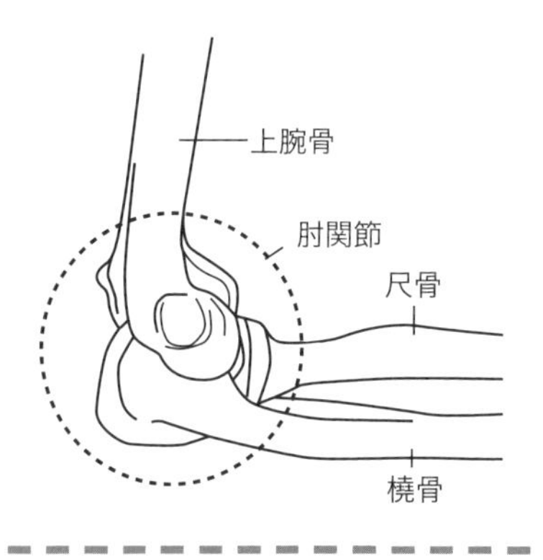

図 1　肘の関節と骨

● 肘の構造と代表的なけが

肘は上腕と前腕の間の関節で，曲げ伸ばし（屈曲・伸展）と手のひらを上に向ける（回外）・下に向ける（回内）という動きを持っています（図 1）。肘の関節の両側には側副靱帯があり，肘が外向き，内向きにずれないように制動しています（図 2）。内側の靱帯は投球動作や腕での着地動作の際に肘が外に向く力が加

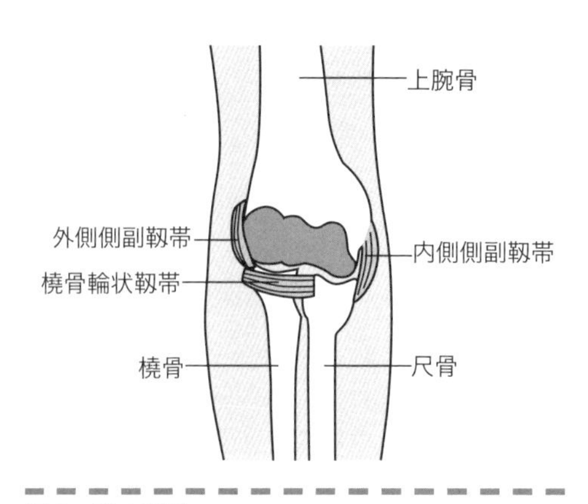

図 2　肘の靱帯

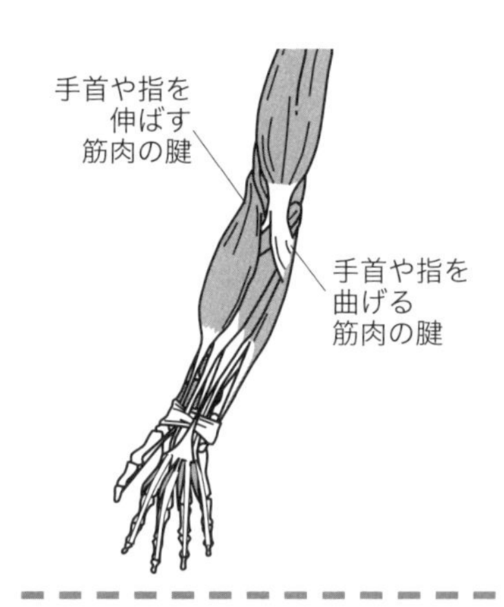

図 3　肘の筋肉

わると強く伸長され，年長のこどもでは靱帯損傷，年少のこどもでは靱帯の伸長によって骨が剥がれるようなけがが起こります。

肘関節のすぐ上の上腕骨の突起には手首や指を伸ばす筋肉（外側），手首や指を曲げる筋肉（内側）の始まりの腱が付着しています（図3）。

● こどもに多い肘のけが

年少のこどもでは，転倒して肘を伸ばして手をついた際に，肘の骨折（正確には**上腕骨顆上骨折**と呼びます）が起こることがあります。肘の近くを通る神経の麻痺が起こることもあり，手術を含めたきちんとした治療が必要になるけがです。また，骨折が治っても，成長軟骨への影響によって腕の形が曲がってしまうこと（**内反肘**）も少なくないことも知られています。

野球少年では，小学校高学年頃から肘のけががみられるようになります。野球が原因で起きるけがを「**野球肘**」と総称します。投げる動作では肘が外向きにしなる動き（外反）が起こりますが，その際に肘の内側には強い張力が加わり，肘の外側には強い圧迫力が生じます（図4）。その結果，肘の内側の成長軟骨部（図5）で軟骨が引き裂かれ，骨が剥がれるけがや靱帯・腱の付着部の骨の一部が剥がれるけが（**裂離骨折**）が起こります。また，肘の外側では向かい合う骨の表面が衝突することで，上腕側の骨の表面に傷ができ（**離断性骨軟骨炎**），それが剥がれ

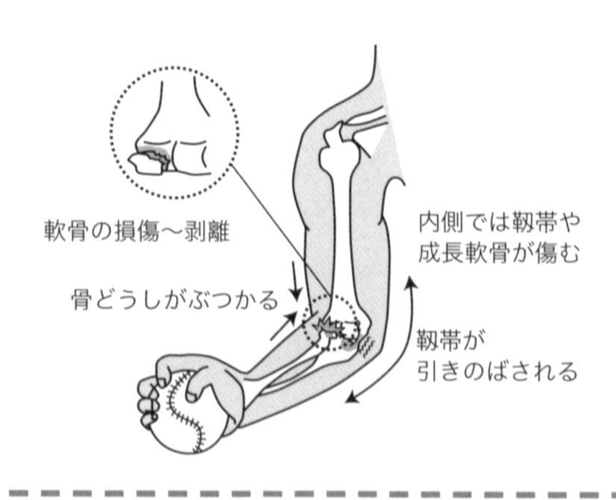

図 4　投げる動作による負荷

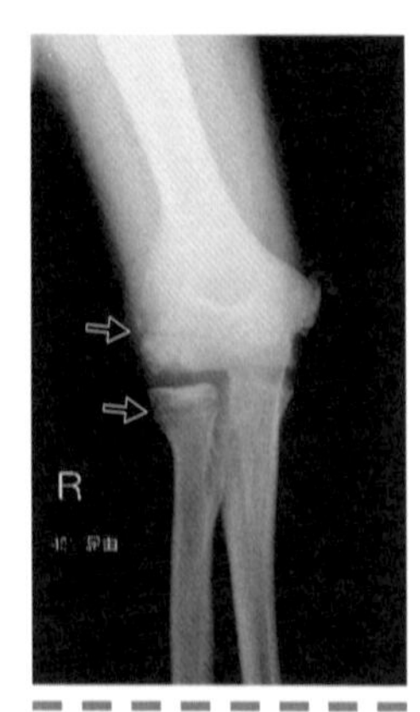

図 5　肘の成長軟骨

て「**関節ねずみ**」という状態になることがあります。肘の内側のけがは野球少年の2～3割程度にみられ,外側のけがは5%程度にみられると報告されています。外側のけがは関節の形が変形してしまい，関節の動きが悪くなり，伸ばし切れない，あるいは曲げきれない，という制限が残ってしまう危険があり，早期発見が重要です。

テニスなどのラケットスポーツでは肘の内側や外側の筋肉の付着部が痛くなる慢性のけががあり，**テニス肘**と呼ばれています。ボールを打つ力が強くなる中学生以降で増えます。

● 肘のけがを予防する

転倒に伴う肘のけがは予防が難しいので，ここでは野球やテニスで起こるけがの予防を中心に記します。

野球では投げる動作を，テニスではボールを打つ（打ち返す）動作を，それぞれ非常に多くの回数繰り返すことで，同じような負荷が加わり続けます。その結果，肘の構造の中で最も弱いところに傷ができてしまいます。

そこで，けがを予防するためには，①加わる負荷の大きさを小さくすること，②負荷の回数を少なくすること，の2つが考えられます。負荷の大きさは，投げるスピードやボールを打つ強さに直接関係するため，これらを小さくするように指導することには無理があります。そこで，負荷が大きくなりがちなフォームや身体の使い方に注目し,少しでも負荷を小さくできる動きの指導をすることです。負荷の回数については，野球では投球数を制限したり，1試合の回数をこどもでは少なくしたり，連投を禁じたり，などの方法で対策がとられています。テニスでは野球肘のような後遺症を残しうるけがまれなため，セット数などの制限はないようですが，ラケットの重さ，グリップの太さなど，身体に合ったラケットを選ぶこと,軽いボールを使うことが負荷の大きさを減らすことにつながります。

参考文献

1）　松浦哲也，柏口新二，能勢康史：野球肘検診ガイドブック，文光堂，2018.

（鳥居　　俊）

2-6 こどもの手首，手を守る

はじめに

手首や手は，競技中に骨折や捻挫などの急性のけが（外傷）が多く起こる部位です。手は，もともと細かい動作を担うために関節が多く，けがを放置してしまうと変形が残り，将来的に生活で不便を感じる可能性もあります。骨折や脱臼によって見た目から明らかに変形している場合は，早急に変形を戻す必要があるため，すぐに病院を受診しましょう。

● 手首，手の構造

手首は前腕と手のつなぎめの関節（手関節）で，図１のように前腕の橈骨，尺骨の２本の骨と，次に記す手根骨とが向かいあっています。成長期は橈骨と尺骨の先端に成長軟骨（p.7 参照）が残っています（図 2）。

手の骨は，指の部分は基節骨，中節骨，末節骨の３つ（親指は２つ）の骨で

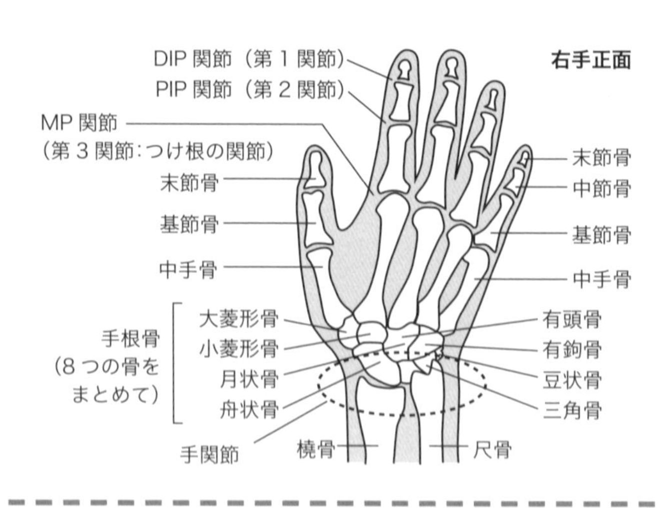

図 1　手首，手の構造

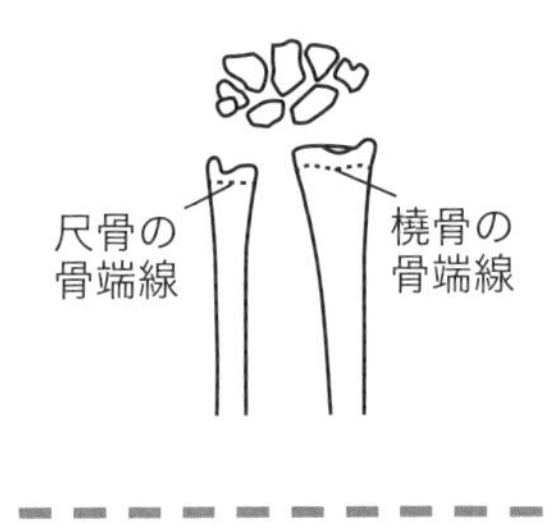

図 2　手首の骨端線

構成されており，手のひらの部分は 5 本の中手骨と，8 個の手根骨から構成されています（図 1）。さらに，手の指を自由に動かすことを可能にしているのが，指の骨の継ぎ目にある関節で，図 1 のように，指先から順に DIP 関節（第 1 関節），PIP 関節（第 2 関節），MP 関節（指のつけ根）という名前がついています。また，骨どうしをつなぐ靭帯，筋肉が骨に結合する部分の腱，腱をおさえる腱鞘という組織が正常に機能することにより，手を使って握る，つまむ，ねじる，押すなどの細かい動作ができるのです。

● こどもに多い手首のけが

橈骨遠位部骨折，骨端線損傷 [1)]

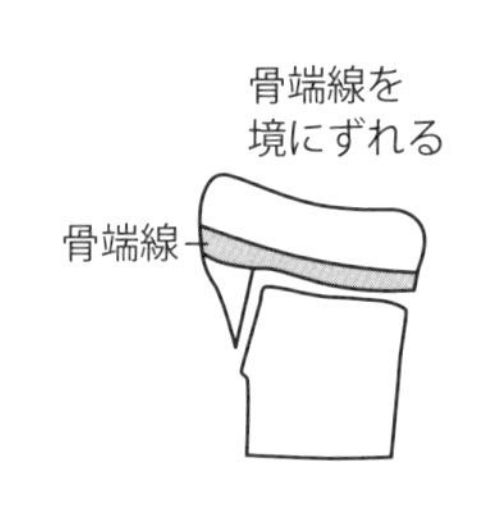

図 3　骨端線損傷

手のひらをついて転んだり，自転車に乗っていて転んだりした時に，前腕の橈骨が手首のところで折れる骨折です。サッカーやバスケットボールなどのコンタクトスポーツ，野球でのスライディングなどで起こりやすいけがです。成長期は骨端線を境にして骨がずれる**骨端線損傷**（図 3）を起こしやすく，成長障害を起こして変形が残る可能性が高いため，しっかりと治療する必要があります。

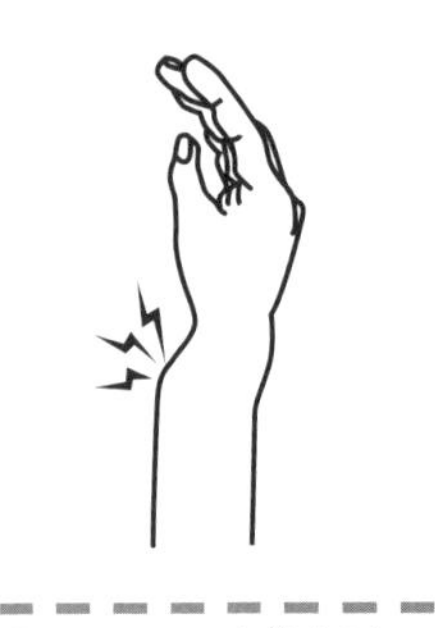

図 4　フォーク状変形

症状として，手首に強い痛みが生じ，力が入らず反対側の手で支えないといけないこともあります。手首が食器のフォークのように変形して見た目で骨折とわかる場合もありますが（図 4），見た目で変形がなくても骨折していることもあります。変形が強い場合は，神経や血管が傷ついていることもあるので，救急病院を受診しましょう。

応急処置として RICE 処置（p.3 参照）を行い（挙上

横になる時
手を枕の上にのせて
心臓より高い
位置にする

座る時
テレビをみる時など
心臓より高い
位置に置く

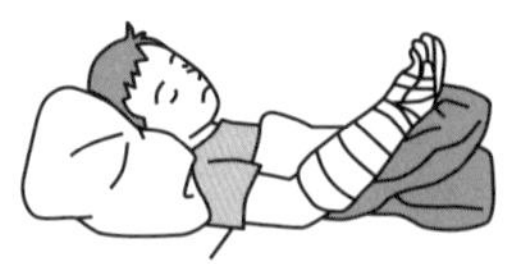

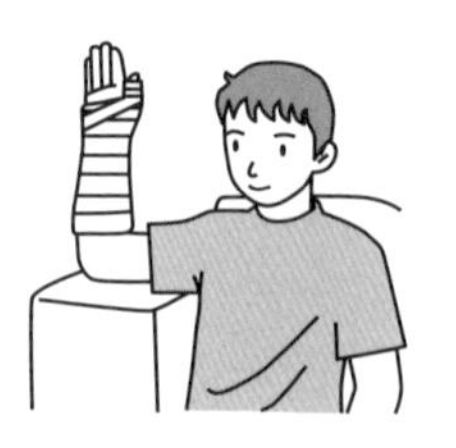

図5　手の挙上法

法：図5)，すぐに病院を受診します。病院では，手を指先の方向に引っぱりながらずれた骨を元に戻す**整復操作**を行います。ずれが戻って安定している場合は3～4週間のギプス固定で治療できますが，ずれが大きく不安定な場合は手術が必要となります。

TFCC（三角線維軟骨複合体）損傷[2,3]

図6のように，手首の小指側に橈骨と尺骨をつないでいる三角線維軟骨複合体（TFCC）という組織があり，転倒など1回の大きな外力によって傷めてしまう場合（外傷）と，ラケットやバットなどを用いる競技や，バレーボールや器械体操などにより手首に過度なストレスが積み重なった結果傷めてしまう場合（オーバーユース）があります。

症状としては，上記の競技中に痛みがあり，日常生活動作ではタオル絞りやド

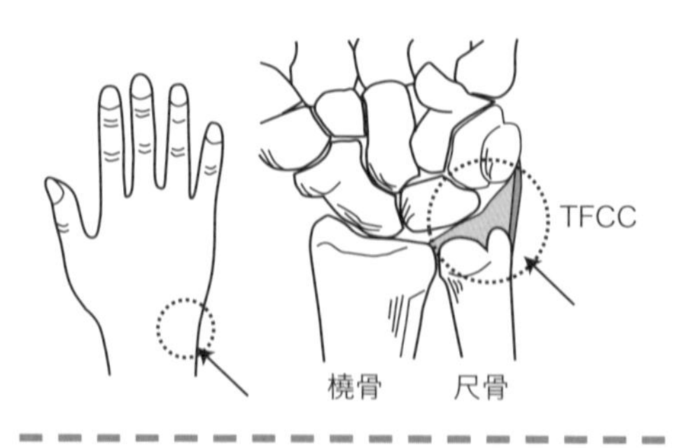

図6　三角線維軟骨複合体（TFCC）

アノブをまわす動作などでも痛みが出ることがあります。手首を小指側(尺骨側)に曲げる動作で，図6の部位に痛みが出るのが特徴です。

傷めてすぐ，約3週間ギプスによる固定を行った場合には，手術をせず治ることが多いです。傷めてから時間がたってしまっている場合でも，まずは装具やテーピングなどで痛みの軽減をはかりますが，痛みが軽減せず競技復帰が不可能な場合には手術がすすめられます。

手根骨の骨折

手首に近い部位にある手根骨（図1）の骨折は，小学生では珍しいですが，中学生以上で起こることがあります。けがをした直後に気づきにくく，手首のまわりの慢性的な痛みで病院を受診してから診断されることも多い骨折です。以下が代表的な2つの骨折です。

舟状骨骨折[1,2]

競技中に手をつき，手首を90°反らす方向にストレスがかかった場合に起こりやすい骨折です。手首の親指側(橈骨側)にある舟状骨(図1)にヒビが入ります。

症状としては，手を反らした時に手首の親指側に痛みがあります。

けがをして早期に治療を始められればギプスで治すことも可能ですが，骨折してから時間がたってしまっていると，手術が必要になることがあります。

有鉤骨鉤骨折[1,2]

野球のバットやテニスラケットのグリップエンドによる手のひらへの強い衝撃や慢性的な圧迫が加わった結果，小指側の手のひらにある有鉤骨（図1）にヒビが入り，起こります。

バットやラケットを握る動作で，手首の小指側に痛みがあります。

治療としては，ギプスや装具による固定を行ったり，早期のスポーツ復帰を考慮して手術を行うこともあります。

● こどもに多い手のけが

突き指[2,4)]

突き指は，ボールや物で指を突いて，指先に大きな力が加わることによって起こる指のけがの総称で，骨折や脱臼，腱や靱帯の断裂が含まれます（図7）。スポーツ中の手のけがで頻度が高く，多くは転倒やバレーボール，野球などの球技で起こります。

指の関節の左右には側副靱帯という靱帯があり，突き指をした時に傷がつくと，関節の横方向への安定性が低下します（**側副靱帯損傷**，図7a）。

また，指を伸ばす腱が断裂してしまい，指を伸ばせなくなることがあります（**腱の断裂**，図7b）。その中でも，DIP関節が伸ばせなくなるものを**マレットフィンガー**と呼びます。

腱に引っ張られて骨が折れている場合もあり（**剥離骨折**，図7c），レントゲンで骨折がないかを確認する必要があります。骨折を放置すると変形や慢性的な痛みが残ります。

対応としては，靱帯や腱の自然な修復を期待できれば，一定期間，副子（添え木）を使って固定する治療を行います。障害が残る可能性がある骨折，脱臼などの場合には，手術を行います。固定期間の後，あるいは手術後にリハビリ治療も必要になります。

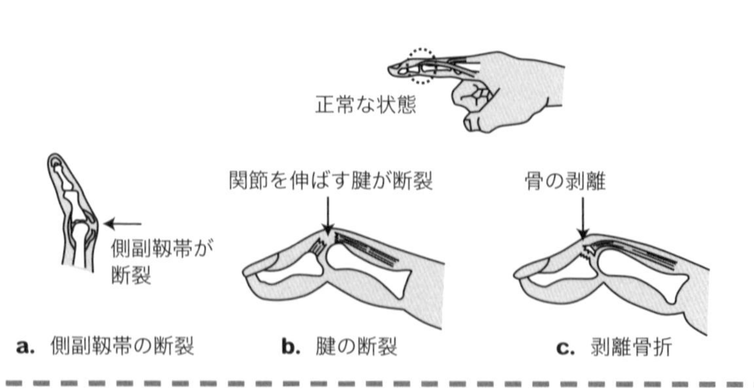

図7 突き指。側副靱帯の断裂（**a**），腱の断裂（**b**），剥離骨折（**c**）などがある。

骨折，骨端線損傷，脱臼

ボールが手の甲にあたったり，転倒したり，コンタクトスポーツ（競技者間の接触のある競技）で他の選手と接触することにより，指に大きな外力が加わり，骨折や関節の脱臼が起こることがあります。成長期では橈骨遠位部の骨端線損傷と同様に，指の骨の骨端線が損傷している場合があります。

症状としては,関節が変形したり,指を動かせなくなったりします。中手骨（手のひらの骨）の骨折では変形がわかりにくいですが，手の甲が著しく腫れたり，指を曲げた時に指が交差してしまいます。脱臼は，関節が過伸展したり（手の甲側に反る），屈曲したまま伸ばせないということが起こります。

対応は，医療資格のない人が指を引っ張ったり曲げたりして変形を元に戻す操作（整復操作）をすることは，けがを悪化させる可能性があり，行わない方がよいです。骨折や脱臼が疑われる場合は，けがした部位を冷やしながら，すぐに医療機関を受診してレントゲンを撮りましょう。けがの程度によって，副子による固定か，手術による治療が選択されます。

参考文献

1）田中康仁，笠次良爾．こどものスポーツ外来．東京 : 全日本病院出版会 ; 168-174, 2015.
2）日本体育協会指導者育成専門委員会．スポーツ医学研修ハンドブック基礎科目, 第 2 版．東京 : 文光堂 ; 40-145, 2011.
3）山崎哲也，他．スポーツ選手における三角線維軟骨複合体（TFCC）損傷に対する鏡視下手術の治療成績．整スポ会誌．2000; 20: 277-282.
4）山下敏彦．こどものスポーツ障害診療ハンドブック．東京 : 中外医学社 ; 2013.

（武井　聖良）

2-7 こどもの腰を守る

はじめに

こどもの腰痛は，おとなの腰痛とは異なり，腰の骨が傷ついている可能性もあります。特にスポーツをしているこどもが腰痛を訴えた時には，病院を受診して検査を受けましょう。また，こどもの腰痛の原因は通常のレントゲンではみつからないことも多いので，レントゲンで異常なしといわれても２週間以上腰痛が続く時にはもう一度病院を受診しましょう。

● 腰の構造

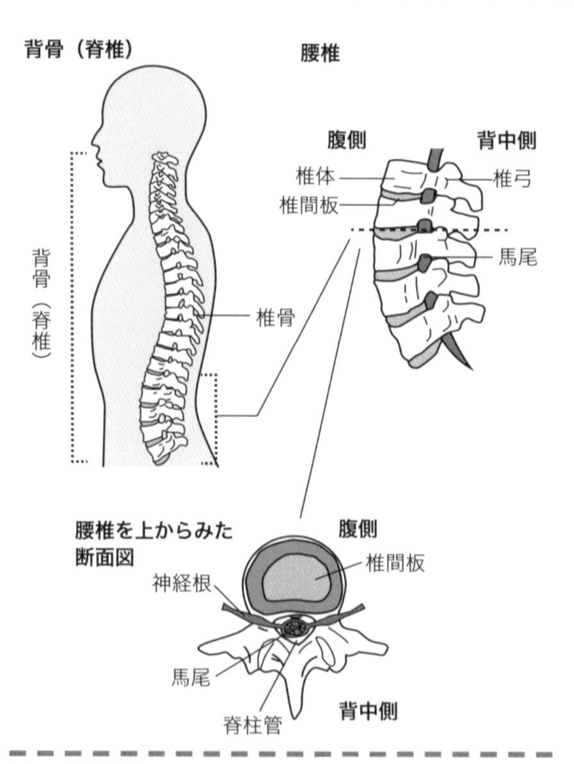

図１　腰の構造

背骨は私たちの体の中心にあり，**椎骨**というブロックのような骨が積み重なってできています。椎骨と椎骨の間には，背骨にかかる衝撃をやわらげるクッションの役割をする**椎間板**という組織があります。椎骨は，腹側で体を支える柱になる**椎体**と，背中側にあって弓状の形をしている**椎弓**からなっています。上からみると，椎体と椎弓の間は神経が通るトンネルになっており，脊柱管といいます（図１）。腰椎は，背骨の一番下にある５つの骨です。

● こどもに多い腰のけが

スポーツ動作の繰り返しによって腰の特定の部位に負担がかかります。大学生を対象にした調査で，競技スポーツ経験者は未経験者より明らかに腰痛の経験が多い (72%：50%) と報告されています[1)]。こどものスポーツで起こりやすい**腰椎分離症**と**腰椎椎間板ヘルニア**について説明し，予防法についても紹介します。

腰椎分離症[2)]

腰を後ろに反らしたりひねったりする動作が繰り返されると，椎弓の部分に負荷が集中しヒビが入ります（**疲労骨折**）。それでも休まずにスポーツを続け力が加わり続けると，ヒビは広がって最終的には完全に椎弓が分離してしまいます（末期）（図２）。小中学生の２週間以上続く腰痛の 45%が腰椎分離症だったという報告[3)]があり，小中学生の長引く腰痛の主な原因です。

はじめは運動の時にだけ痛みがありますが，進行すると日常生活でも痛くなります。腰を反らす動作（図３）や，反らしてひねる動作で痛みが出るのが特徴です。初めの頃はレントゲンではわかりませんが，MRI 検査ではヒビが入った箇所が白く映り，診断できます。

初期の対応としては，スポーツを休止し，原因となった動作（運動）を制限して，硬い素材のコルセットを装着することでヒビは治っていきます。末期になると休んでも分離はつながりません。初期にしっかりと休んで治すことが復帰への

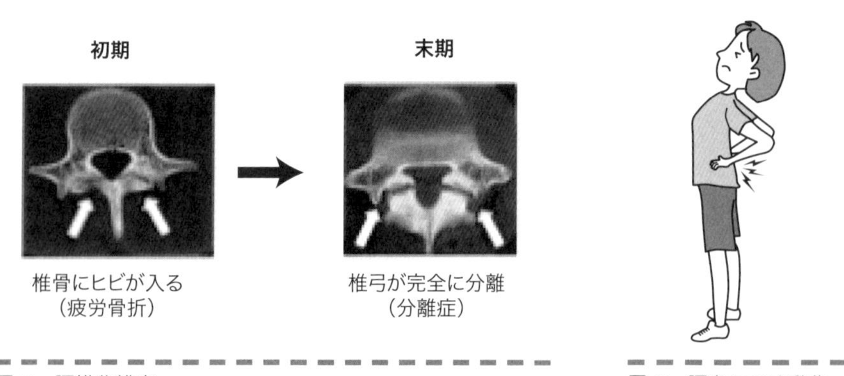

図２　腰椎分離症

図３　腰を反らす動作

最短の道です。早期発見，早期治療が重要なので，こどもの腰痛には注意が必要です。末期の分離症の場合は，スポーツ用のコルセットを着けて腰の反りを減らし，後述する体幹のトレーニングやストレッチを行うことで，痛みを起こさずにスポーツを続けられます[4,5]。

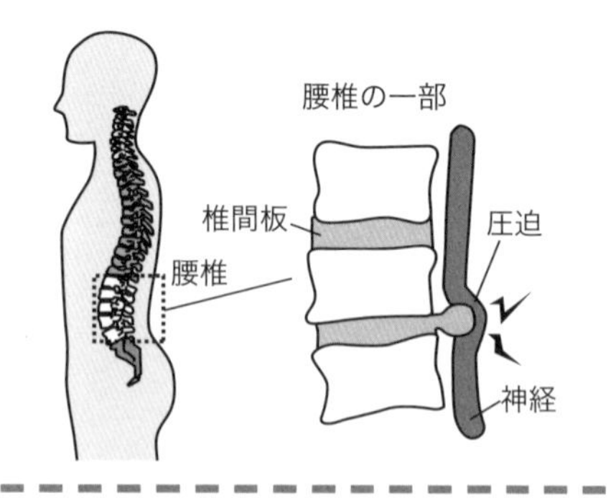

図４　腰椎椎間板ヘルニア

腰椎椎間板ヘルニア[5)]

図４のように，椎間板の一部が神経が通る脊柱管の方へ出てきて，神経を圧迫して症状が出ます。小中学生には少ないものの，高校生以上のアスリートには稀ではありません。

症状としては，腰痛，脚の痛みやしびれが出ることが特徴です。稀に，脚に力が入りにくいという症状（麻痺）や，便や尿が出にくくなることがあります。このような症状が出た際には，夜間や休日でも早急に病院を受診しましょう。

通常はコルセットを装着し，ヘルニアが悪化しないようにスポーツを休止することが望ましいです。脚の麻痺や，便や尿が出にくいという症状が出た場合には，手術治療が必要になることがあります。

● 腰痛を予防する体操

腰椎分離症や腰椎椎間板ヘルニアは，発症してしまうと一定期間スポーツを休止して治療することが必要となります。日頃から体幹の安定性を高めたり，股関節周囲の筋肉の柔軟性を高めることで，腰痛が生じにくい身体をつくることが望ましいです。これらのトレーニングは，腰痛予防だけでなく競技力向上にもつながります。

体幹の安定性を高めるトレーニング[4)]

1）図５のように仰向けになり，おへその高さで左右の脇腹にある腹筋（**腹横**

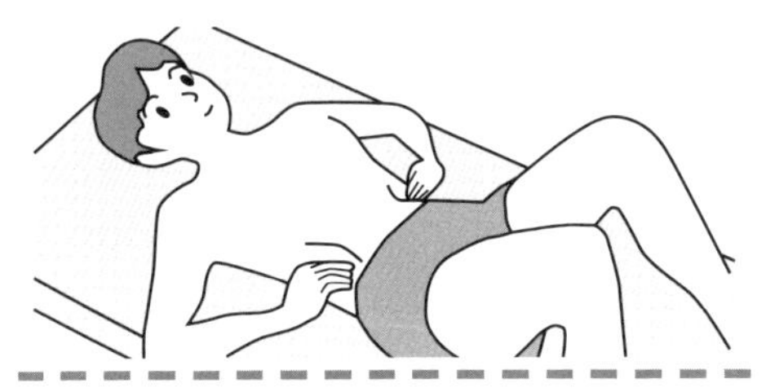

図５　腹部引き込み体操（ドローイン）

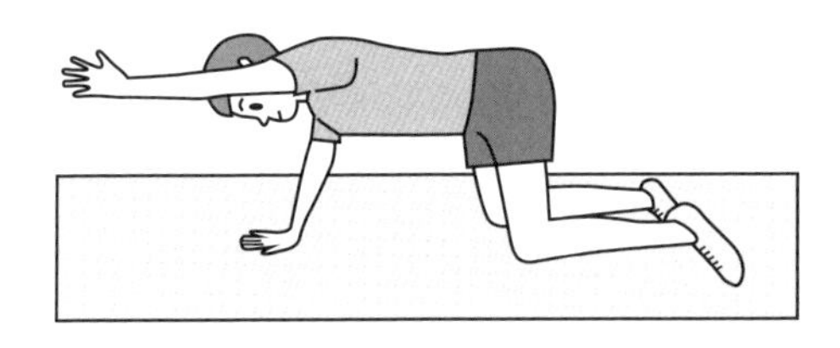

図６　下向きブリッジ体操（初級編）

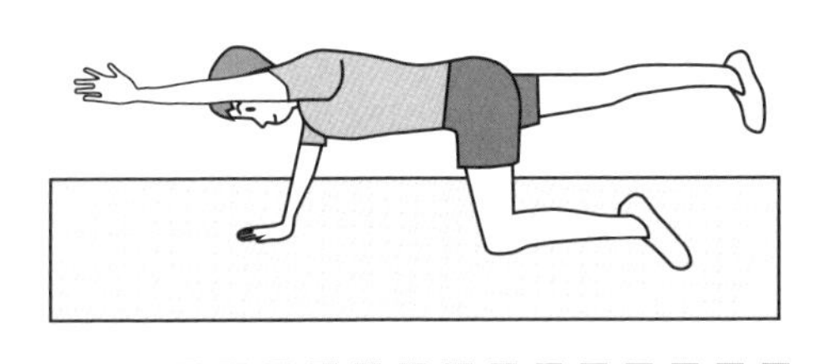

図７　下向きブリッジ体操（中級編）

筋）を鍛えます。両脇腹に手をあてていると，おへそを床に近づけるようにお腹を引き込んだ時に（**ドローイン**），腹横筋が硬くなっていることがわかります。このドローインを1回10秒程度，3～6回繰り返します。

2）図6のように四つ這いになり，片方の手をまっすぐ前に挙上し，10秒数えます。この時，挙上した手と同じ側の腹横筋が働きます。片側ずつ10秒間を3～6回繰り返します。

3）図6の姿勢から，図7のように，挙上した手と反対側の足を挙上します。この時，挙上した足の側の背筋も働きます。片側ずつ10秒間を3～6回行い，慣れてきたら片側ずつ30秒間を2回行うとよいでしょう。

股関節周囲筋のストレッチ

付録を参考に，太ももの前と後ろのストレッチを行いましょう。

参考文献

1）Hangai M, Kaneoka K, Okubo Y, et al. Relationship between low back pain and competitive sports activities during youth. Am J Sports Med. 2010; 38: 791-796.
2）西良浩一．腰椎分離症の自然経過．日整会誌．2014; 88: 385-392.
3）酒巻忠範，西良浩一．発育期腰椎分離症の早期診断と保存療法のポイント．整・災外．2012; 55: 467-475.
4）山下敏彦．こどものスポーツ障害診療ハンドブック．第1版．東京：中外医学社；161-168, 2013.
5）田中康仁，笠次良爾．こどものスポーツ外来．第1版．東京：全日本病院出版会；120-129, 2015.

（武井　聖良）

2-8 こどもの股関節，大腿を守る

● こどもの股関節，大腿の構造と機能

股関節は下肢のつけねの関節であり，陸の上での運動では走る，跳ぶ，着地する，方向転換する，などの動きで地面からの強い力を受けます。股関節はもともと安定性の高い構造をしており，骨盤の骨（寛骨）のくぼみ（寛骨臼）に大腿骨のつけねの丸い部分（大腿骨頭）がはまりこんだ球関節です（図1）。寛骨臼の縁には関節唇という軟骨のリングがあり，関節の安定化や衝撃の吸収に役立っています。股関節は前後，内外，回旋方向に動きが可能な関節形態ですが，寛骨臼が深いため肩関節ほどの大きな動きはできません。それでも，バレエや新体操の選手では大きく股関節を上げたり，広げたりすることが可能です。また，男子と女子では股関節の動きが異なり，一般に男子は外旋（あぐらをかくような回旋：図2）しやすく，女子は内旋（膝を内側に入れた回旋：図3）がしやすい傾向があります。

大腿部（太もも）は中心に**大腿骨**の太い幹の部分（骨幹部）があり，その周囲を筋肉が包み込んでいます。前から外側にかけて大腿四頭筋，内側には内転筋群，後ろ側にはハムストリングがあり，股関節や膝関節の動きをつくり出します。大腿骨も股関節もこのような筋肉に周囲を包まれた深い場所に存在するため，直接

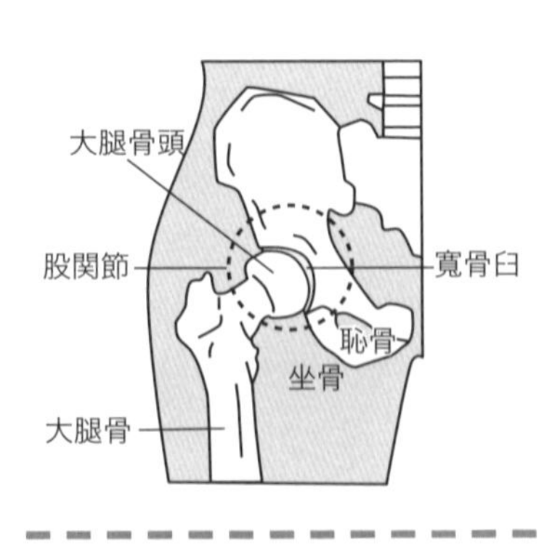

図1　股関節と骨盤の構造

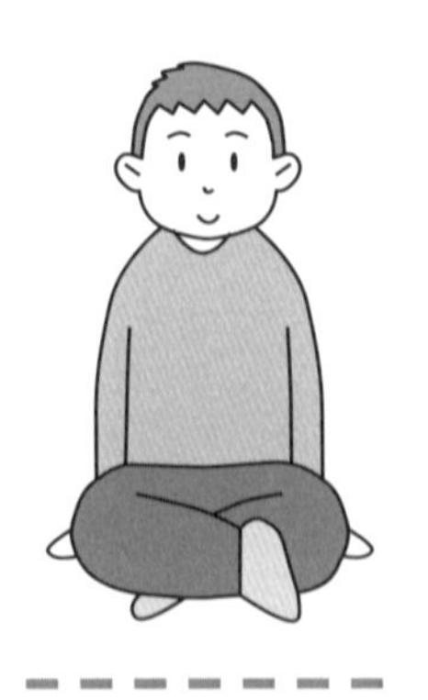
図2　あぐら

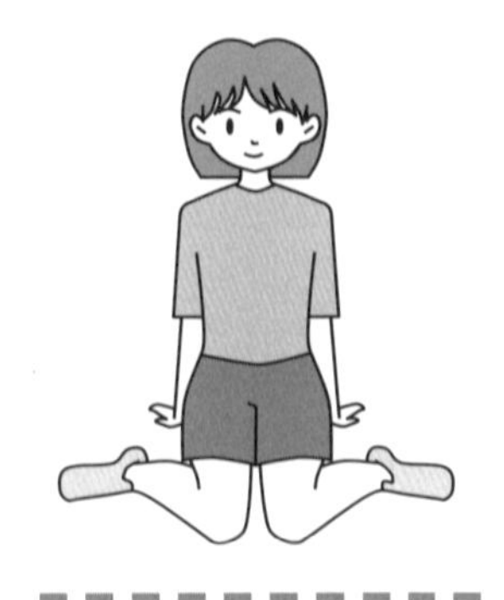
図3　膝を内側にした座位

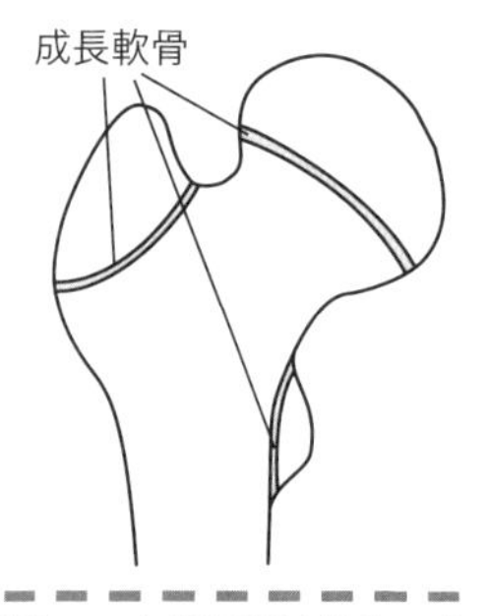

図 4　大腿骨頭付近の成長軟骨。14 ～ 17 歳で閉鎖する。

触れることが難しくなります。

大腿骨の成長軟骨層（p.7 参照）（図 4）は大腿骨頭直下と膝関節直上にあります。大腿骨頭部の成長軟骨が下肢成長に占める割合は 15%程度とされており，膝上の部分が 40%程度であることに比べると少なめです。大腿骨頭部の成長軟骨が閉鎖する時期は，日本人では高校生頃と考えられます。しかし，次項で説明する大腿骨頭部の成長軟骨層や骨端核に発生する股関節疾患は，股関節機能に大きくかかわり，しかも小学生から中学生にかけての年代に起こりやすいので，注意が必要です。

● こどもに多い股関節，大腿のけが

股関節から恥骨結合付近までの痛みはサッカー選手に多く発生し，**グロインペイン**（鼡径部痛）と呼ばれています。

こどもの股関節部に痛みをもたらす重要な病気に**ペルテス病**と**大腿骨頭すべり症**があり，これらがスポーツをしているこどもに発生することもあります。図 5a はペルテス病という**骨端症**で，成長軟骨より先端の丸い骨の部分（骨端核）が不規則につぶれています。図 5b は大腿骨頭すべり症という病気で，骨端核が内下方にずれています。どちらも一時的に股関節の形が変わってしまうため，うまく治らないと股関節の痛みや動きの制限などの後遺症が残ってしまいます。慎重な治療と長期間の経過観察が必要です。股関節部の痛みの原因としてこのような病気があることを知っておくことが重要です。

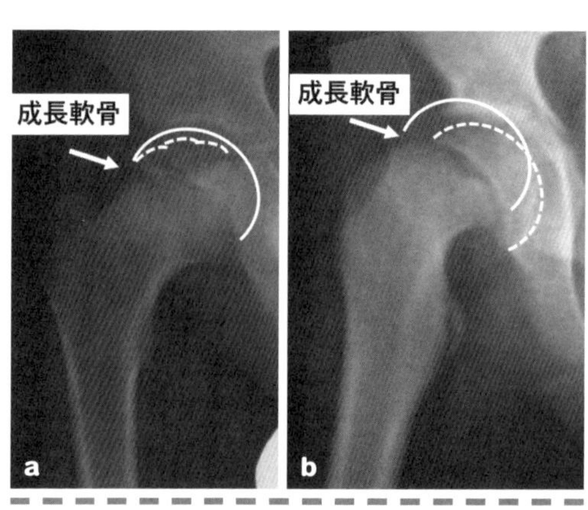

図 5　ペルテス病（**a**）：骨端核（破線）が不規則に潰れている。大腿骨頭すべり症（**b**）：骨端核が内下方にずれている（破線）。

スポーツ中に発生する急性のけ

がとして，股関節周辺の骨端核の**裂離骨折**があります。このけがは，骨端核に付着する筋肉の強い収縮力や張力によって成長軟骨層が裂け，骨端核が離れてしまうことから裂離骨折と呼ばれます。骨盤前方の一番目立つ突出部である上前腸骨棘，その下方の下前腸骨棘に発生します（図 6）。全力疾走や強いキックなどで激痛が発生した場合に疑います。裂離した骨端核が大きく離れていない限りは，安静にしているうちに癒合して治ります。

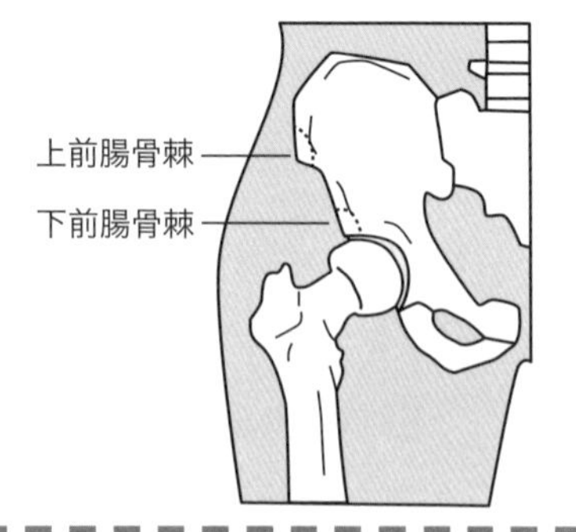

図 6　骨盤の裂離骨折が発生する部位

慢性経過で股関節部の痛みを出すけがとして，**大腿骨寛骨臼インピンジメント**（FAI），**恥骨疲労骨折**や**恥骨結合炎**というトップレベルの選手にもみられるようなけがが，中学生ぐらいから発生することがあります（図 7）。FAI は，股関節での激しい動きによって大腿骨のつけねと骨盤のくぼみの周囲が衝突し（**インピンジメント**），その結果骨の形が変形してしまうものです。サッカー選手に多く発生することが知られており，中学生の頃からみられるようです。現状では発生予防の方法が十分にわかっていませんが，少なくとも股関節周囲や大腿部の筋肉を柔軟にしておくことは，衝突を緩和することになると考えられています。恥骨疲労骨折や恥骨結合炎は，脚に加わった着地や方向転換の強い力が，股関節を越えて恥骨をたわませたりずらしたりした結果発生すると考えられています。したがって，これらも股関節周囲を柔軟にして衝撃を柔らかく吸収できることで減らせるのではないかと考えています。

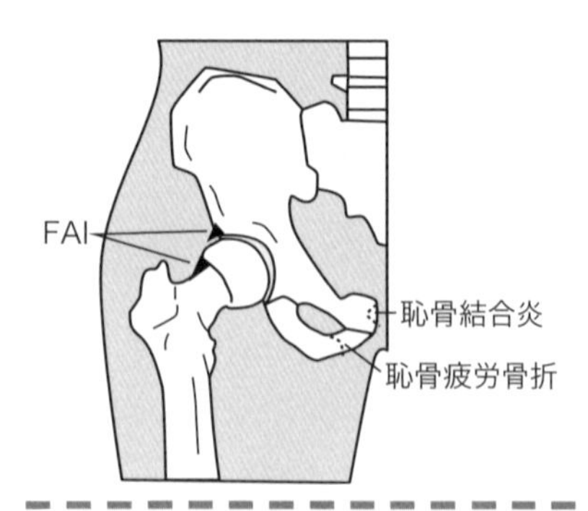

図 7　FAI，恥骨疲労骨折，恥骨結合炎が発生する部位

その他，坐骨の成長軟骨のけがも，中学生から高校生頃に発生することがあり，全力疾走で急性の裂離骨折として発生する場合と，バドミントンやテニスなどで毎日のスマッシュ動作で繰り返し引っ張られて発生する場合があります。これら

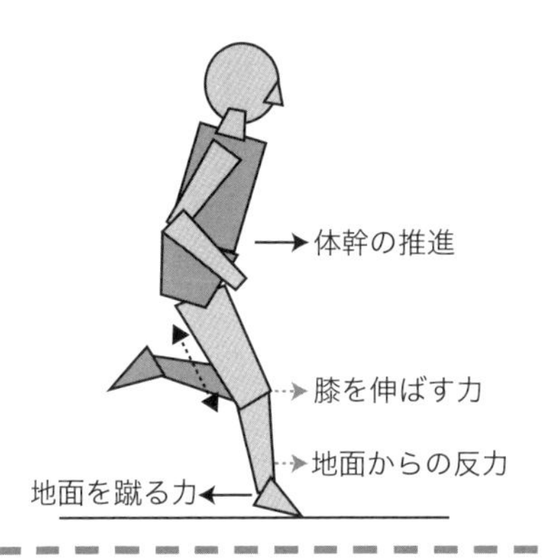

図8　肉ばなれ。全力疾走時など筋肉が伸ばされた位置で強い収縮力が発揮された時に起こる。

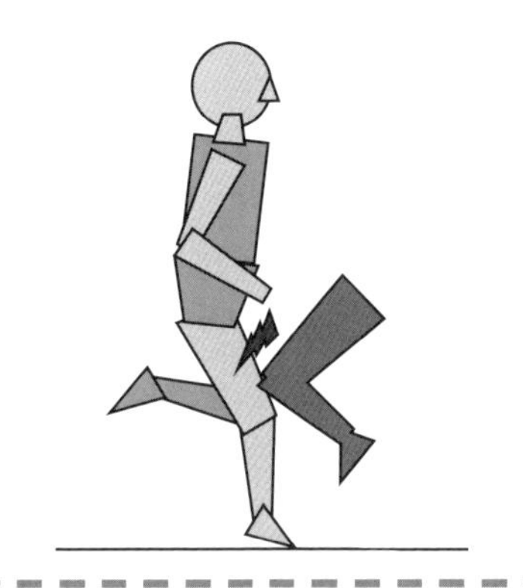

図9　筋挫傷。他の人の膝やスポーツ用具など，硬いものが強くぶつかった際に，筋肉が押しつぶされて起こる。

も，大腿部の後ろ側にあるハムストリングを柔軟にすることで発生を減らせると考えています。

大腿部のけがは，**肉ばなれ**と**筋挫傷**が大部分を占めます。肉ばなれは，全力疾走時など筋肉が伸ばされた位置で強い収縮力が発揮された時に起こります（図8）。小学生には少なく，筋力やスピードが高まる中学生以降に多くみられます。大部分は大腿部の後ろ側のハムストリングで起こりますが，大腿四頭筋にも起こります。患部を圧迫し安静にすることで徐々に治りますが，典型的な肉ばなれでは1ヵ月半ぐらいかかると考えてください。その間は，テーピングやサポーターなどで筋肉を保護し，速い動きや強い力の発揮は控えないといけません。筋挫傷（図9）は，他の人の膝やスポーツ用具，周りにある硬いものが強くぶつかった際に，筋肉が押しつぶされて起こるけがです。筋肉の内部で出血が起こって腫れるので，なるべく早く冷やして圧迫することで，血が溜まらないようにします。大腿部の深くの骨の周りに出血が生じた場合には，**骨化性筋炎**という患部に骨ができてしまう変化が起こることがあります。この場合は，筋肉が強く突っ張って伸びにくくなる反応が出るので，無理にストレッチはせずに安静にすることが望ましいです。骨ができる反応は1ヵ月程度でおさまり，その後筋肉は徐々に柔軟性が回復します。

（鳥居　俊）

2-9 こどもの膝を守る

はじめに

スポーツによるけがの中でも膝のけがは，おとなでもこどもでも多くみられます。また，こどもは骨や軟骨の方が靱帯や腱などの組織に比べて脆いという特徴があり，おとなよりも骨や軟骨のけがが多く起こります。こどもが膝に痛みを訴えた時には，必ず病院で診察を受けて，レントゲンを撮ることをすすめます。

● 膝の構造

膝には，前後方向に２本（前十字靱帯，後十字靱帯），内側外側それぞれに１本ずつ（内側側副靱帯，外側側副靱帯），全部で４本の靱帯があり，関節を支えています。また，太ももの骨（大腿骨）とすねの骨（脛骨）の間には，半月板という三日月の形をしたクッションが内側（内側半月板）と外側（外側半月板）にあり，膝にかかる体重の負担や衝撃を吸収してくれる役割があります（図1a)。

膝のお皿の骨（膝蓋骨）の上（頭側）には大腿四頭筋（太ももの前の筋肉）がついており，下（足側）には膝蓋腱という腱がついています。さらに，膝蓋腱は

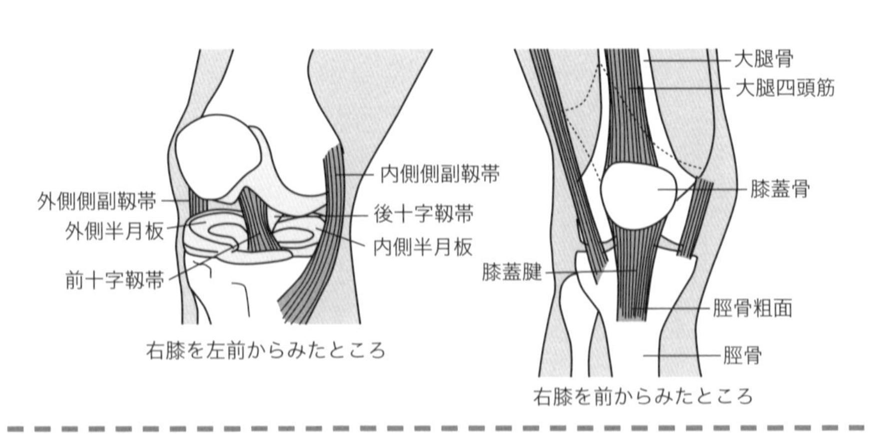

図１　膝の構造

すねの骨の脛骨粗面という部位についています（図 1b）。この構造により，大腿四頭筋が緊張するとお皿の骨が上に引き上げられ，さらに膝蓋腱を介してすねの骨が持ち上げられて膝を伸ばすことができるという仕組みになっています。

● こどもに多い膝のけが

年齢によって起こりやすい代表的なけがが異なります（図 2）[1〜3]。

急性のけが（外傷）

前十字靱帯損傷（断裂）[4,5]

膝の靱帯の中で成長期のスポーツ選手がけがをしやすいのは，前十字靱帯です。

前十字靱帯損傷は，相手にぶつかられて膝をひねったり，ジャンプの着地や急な方向転換で膝が内側に入ってしまった時（ニーイン動作：図 3）に起こります。

靱帯が切れた瞬間は強い痛みやブチッと切れた感覚が起こり，次第に膝に血がたまって腫れます。放置すると膝の前後方向やひねりの不安定性が生じます。

切れた靱帯は固定しても治りません。日常生活では支障がない場合もありますが，運動の際に膝が不安定

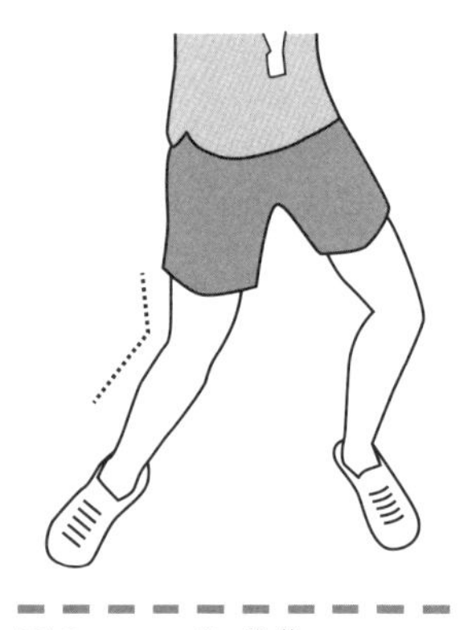

図 3　ニーイン動作

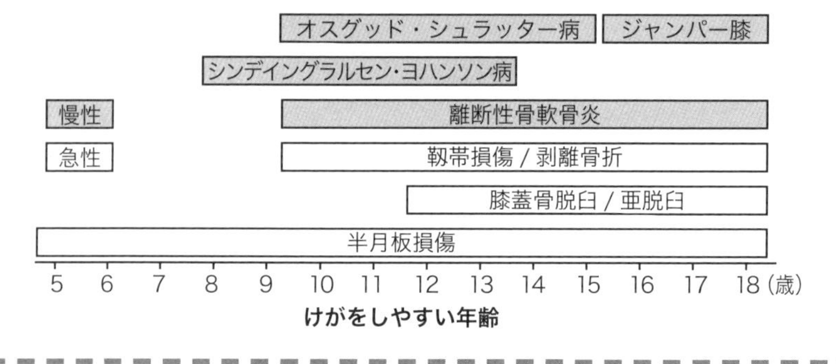

図 2　各年代に多いけがの種類

になるため，スポーツ選手に対しては一般的に手術（関節鏡を使い，膝の近くにある別の腱を利用して靱帯を再建する手術）がすすめられます。手術の後はリハビリがとても大事で，スポーツに復帰するには通常８ヵ月以上かかります。

こどもの膝の前十字靱帯損傷では，靱帯が切れる前に靱帯の付着している骨が剥がれることがあり（**前十字靱帯損傷剥離骨折**），骨のずれが小さければギプス固定，ずれが大きい場合は手術が必要になります[6,7]。

外側円板状半月損傷[8,9]

成長期に多いのは，外側円板状半月に伴う半月板損傷です。

本来，三日月のような形の外側半月板が，生まれつき図４のように丸い厚みのある形状になっている人がいます。レントゲンではわからず，MRI 検査で診断できます。

転倒やひねることなどをきっかけに痛みやひっかかりが出ることもありますが，はっきりとした原因がなく発生することが多く，痛みの他に膝が伸びない，曲げ伸ばしでひっかかって動かない（ロッキング現象）という症状が生じます。

対応としては，まず運動を休んで，膝のまわりの筋肉をつけるリハビリなどをして経過をみます。それでも症状が改善しない場合は，関節鏡を使用して正常な半月板に近い形にする半月板部分切除術を行います。時に半月板を縫うこともあります。手術後スポーツに本格的に復帰するには３～６ヵ月かかります。

膝蓋骨脱臼・亜脱臼（膝蓋骨不安定症）[10)]

関節が柔らかすぎる人や，膝が内側に入りやすい脚の形（X 脚）や動きの人に起こりやすく，ジャンプの着地や方向転換の時に発生します。女子に多いものの，男子にも発生します。

症状としては，膝蓋骨が外側にガクッと外れ，自然に元の位置に戻ることが多いものの，その後徐々に関節の中に血が溜

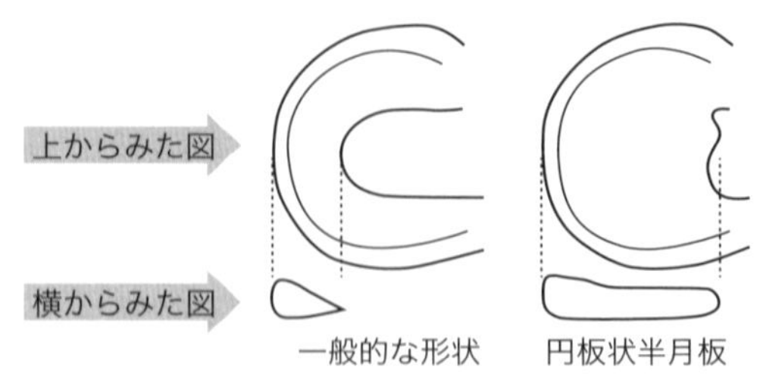

図４　外側円板状半月

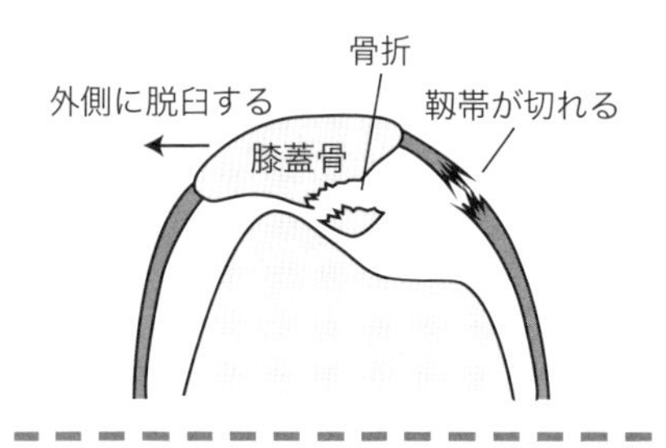

図 5　膝蓋骨脱臼。膝蓋骨を支える靱帯が切れると，繰り返し脱臼するようになったり，膝蓋骨の小さな骨折を合併していることもある。

まって腫れてきます。図 5 のように膝蓋骨を支える靱帯が切れて治らないと脱臼が繰り返されます。また，脱臼時に膝蓋骨の一部が骨折したり，軟骨が損傷されたりします。

対応としては，アイシングや専用装具による固定を一定期間行い，その後リハビリで膝の筋力強化を行いながらスポーツ復帰を目指します。不安定性が強い場合や繰り返す脱臼，骨折片が明らかな時は膝蓋骨を支える靱帯を修復する手術をします。

慢性のけが（障害）

オスグッド・シュラッター病[11,12)]

急激に身長が伸びる時期に，ジャンプやキック動作により膝を伸ばす大腿四頭筋の力が繰り返し加わると，成長軟骨層が裂けて持ち上がってしまいます（図 6）。特に大腿四頭筋が硬いとなりやすいです。

症状としては，膝の下が徐々にふくらんできて，運動の後や翌日の痛みや違和感から始まり，運動中や運動後に膝の前下方，膝蓋腱がつく所に痛みが出ます。悪化するとスポーツにも支障が出ます。痛みのある部位が盛り上がり，ぶつけると強い痛みも感じます。

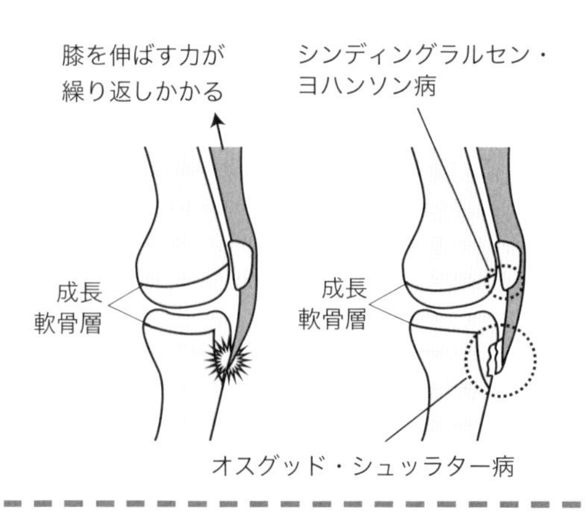

図 6　オスグッド・シュラッター病とシンディングラルセン・ヨハンソン病

痛みがある場合は，アイシングと，専用のバンド式のサポーターかテーピングをするのがよいでしょう。患部の突出は成長が終わっても残りますから，突出が起きないうちから対策をとりましょう。身長が伸び，大腿四頭筋やハムストリング（大腿後ろ）が硬い時期に起こりやすいので，これらの筋肉のストレッチ（方法については付録参照）を運動前後や入浴後にしっかりと行うようにしてください。

オスグッド病と同じように，大腿四頭筋の活動によって膝蓋骨の下端の骨が引っ張られて痛みを出すこともあり，**シンディングラルセン・ヨハンソン病**という病名がついています。対応は同じです。

離断性骨軟骨炎[13)]

関節表面を覆う軟骨とその下層の骨の一部が剥がれかけるけがで，完全に剥がれると関節ネズミとよばれて関節内を移動するかけらになってしまいます。

原因としては，着地動作やストップ動作などの衝撃が関係する可能性がありますが，特に運動をしないこどもにも起こります。前述の円板状半月板のある膝に起こることもあります。

鈍い痛みで異常に気づくこともあれば，水が溜まって気づくこともあります。完全に剥がれてしまうと，膝の中で引っ掛かり感や挟まって動かなくなるロッキングを起こすことがあります。

対応としては，病院でレントゲンやMRI検査を受けて確かめます。亀裂が入っていても，ずれがなければ運動を中止して経過をみます。ずれがある場合や剥がれて移動している場合は手術を考えます。

ジャンパー膝（大腿四頭筋腱痛，膝蓋腱痛）[14)]

ジャンプ・着地やランニング時に大腿四頭筋の腱や膝蓋腱が引っ張られて，腱に小さな傷ができた状態です。成長軟骨層が残っている年代ではオスグッド病が起こります。

膝蓋骨の上端部やその上，あるいは膝蓋骨の下端部やその下に痛みが出ます。

対応としては，運動後のアイシング，大腿前面のストレッチ（付録参照）は必要です。大腿四頭筋に負担がかかりすぎた時に起こるので，ジャンプやランニングの量を減らし，オスグッド病と同様にサポーターやテーピングによって患部への負担を減らします。足首の堅さがあると重心が後ろにかかりやすいので，ふくらはぎのストレッチ（付録参照）も必要です。

腱の傷が大きく重症の場合には，腱の再生を促す注射や手術が必要になることがあります。

慢性のけがの予防

運動後に膝の痛みや腫れがある場合はアイシングを行い，少し安静期間をつくりましょう。慢性のけがも早期に，軽い段階で発見できれば後遺症や変形を残さずに治る可能性があり，早めに気づくことが大切です。

参考文献

1) 中村耕三．整形外科臨床パサージュ 7．下肢のスポーツ外傷と障害．東京：中山書店；348-361, 2011.
2) 山下敏彦．こどものスポーツ障害診療ハンドブック．東京：中外医学社；101-129, 2013.
3) 田中康仁，笠次良爾．こどもスポーツ外来．東京：全日本病院出版会；197-206, 2015.
4) Aichroth PM, Patel DV, Zorrilla P. The natural history and treatment of rupture of the anterior cruciate ligament in children and adolescents: a prospective review. J Bone Joint Surg Br. 2002; 84: 38-41.
5) Ramski DE, Kanj WW, Franklin CC, et al. Anterior cruciate ligament tears in children and adolescents: a meta-analysis of nonoperative versus operative treatment. Am J Sports Med. 2014; 42: 2769-2776.
6) Meyers MH, McKeever FM. Fracture of the intercondylar eminence of the tibia. J Bone Joint Surg Am. 1959; 41: 209-220; discussion 220-222.
7) Leeberg V, Lekdorf J, Wong C, et al. Tibial eminentia avulsion fracture in children: a systematic review of the current literature. Dan Med J. 2014; 61: A4792.
8) Kim JH, Ahn JH, Kim JH, et al. Discoid lateral meniscus: importance, diagnosis, and treatment. J Exp Orthop. 2020; 7:81. doi: 10.1186/s40634-020-00294-y.
9) Lee YS, Teo SH, Ahn JH, et al. Systematic review of the long-term surgical outcomes of discoid lateral meniscus. Arthroscopy. 2017; 33: 1884-1895.
10) Mäenpää H, Lehto MU. Patellar dislocation: the long-term results of nonoperative management in 100 patients. Am J Sports Med. 1997; 25: 213-217.
11) de Lucena GL, Santos Gomes dos C, Guerra RO. Prevalence and associated factors of Osgood-Schlatter syndrome in a population-based sample of Brazilian adolescents. Am J Sports Med. 2011; 39: 415-420.
12) Nakase J, Goshima K, Numata H, et al. Precise risk factors for Osgood-Schlatter disease. Arch Orthop Trauma Surg. 2015; 135: 1277-1281.
13) Accadbled F, Vial J, Sales de Gauzy J. Osteochondritis dissecans of the knee. Orthop Traumatol Surg Res. 2018; 104: S97-S105.
14) Sprague AL, Smith AH, Knox P, et al. Modifiable risk factors for patellar tendinopathy in athletes: a systematic review and meta-analysis. Br J Sports Med. 2018; 52:1575-1585.

（武井　聖良，福田　直子）

2-10 こどものすねを守る

はじめに

すね(下腿)のけがはこどもには多くないものの，運動を続けていると長く痛みが続いたり再発することが多く，注意が必要です（図1)。

● すねの構造

すねは脛骨，腓骨の骨，前脛骨筋，後脛骨筋，ヒラメ筋，腓腹筋などの筋肉とアキレス腱などの腱で構成されています。足首や足を動かす筋肉が多く通っているので足首から先のけがとのつながりも強く，すねの前やふくらはぎをストレッ

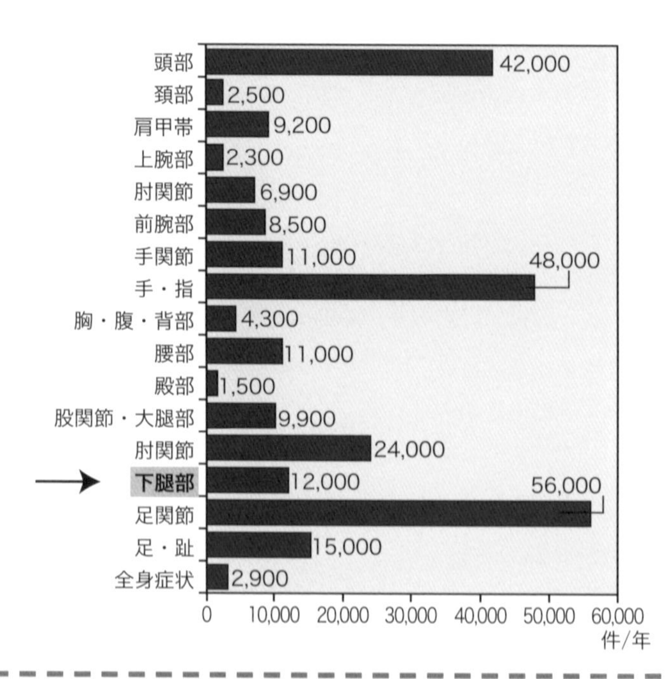

図1 中高生の部活動中のスポーツ外傷・障害の部位別の発生頻度
(文献1より引用)

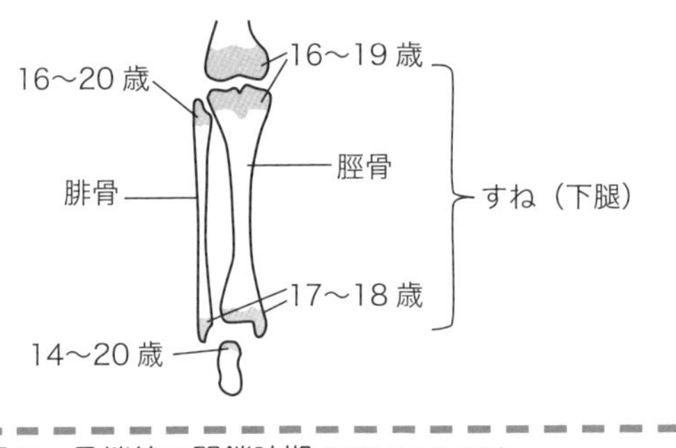

図 2　骨端線の閉鎖時期（文献 2 より引用）

チすることはけがの予防に重要です（図 2）。

● こどもに多いすねのけが

骨　折

こどもの下腿骨折で最も多いのは脛骨中央部分（**骨幹部**）の骨折です[3)]。昔はスキー中に捻って起こる骨折が多かったのですが，最近は人工芝で捻って起こることもあります。こどもの骨は年少なほど成長に伴って自然に形が整っていくので，おとなのように金属で固定する手術はせず，ギプス固定で治すことが多いでしょう。中学生以上で骨がおとなに近づくとおとなと同じような手術が必要になります。

シンスプリントと疲労骨折

スポーツ中にすねの内側が痛むことはおとなでもこどもでも多くみられます。原因として，**疲労骨折**と**シンスプリント**と呼ぶ 2 つのけがが代表的なもので，それぞれについて説明します。

シンスプリント

すねの骨（脛骨）の内側に沿って，中央部から足首の上まで広い範囲で痛みを感じるのが特徴です。ランニングやジャンプを繰り返すスポーツで多くみられます。レントゲンで骨に異常がみられず，患部で何が起こっているのかまだ十分にわかっていないけがですが，脛骨の内側を通る筋肉や腱，それらを包む筋膜が患部を引っ張ったりこすったりするのが原因ではないかと考えられています。

運動量を減らしたり，休んだりすることで痛みは軽くなりますが，すぐに再発する場合には，すねの内側に負担がかかりやすい原因があると考える必要があります。その場合には，足首や足の動きを調べ，負担の少ない動きにするためのテーピングや足底板（インソール，中敷き）を使うことがあります。

疲労骨折

どんな骨でも，たわませるような負荷が繰り返し加わると，骨に小さな亀裂が生じます。金属疲労と同じような起こり方のため，疲労骨折と呼ばれています。すねは疲労骨折が最も多い部位です。シンスプリントの痛みが広い範囲に起こるのに対して，疲労骨折は指で痛い個所を示すことができる違いがあります。脛骨の内側の後ろ側に起こる疲労骨折が典型的で，**疾走型疲労骨折**と呼ばれ，走る競技やさまざまなスポーツで起こります。痛みが出てから２～３週間するとレントゲンで修復途上の新しい骨（仮骨）がみえ始め，多くは１～２ヵ月で完全な骨になって治ります。もちろん，その間痛みを我慢して運動を続けると治りが遅れてしまいます。

脛骨の前の方に痛みや盛り上がりがある場合は，**跳躍型疲労骨折**という別のけがを考える必要があります。ジャンプ・着地の多いスポーツの選手に発生するためこのような呼び方がされています。このけがはレントゲンでみつかりにくく，進行すると骨に亀裂がみえてくるのが特徴です。また，運動を休んでもなかなか治らないのも特徴で，数ヵ月から半年以上かかることも珍しくありません。脛骨の成長が完成した年長の選手で，治らない場合には手術が行われます。

脛骨と並ぶ腓骨にも疲労骨折は起こります。膝に近い部分や足首に近い部分が多くなります。最近はしないと思いますが，うさぎ跳びで膝に近い腓骨の疲労骨折が起こることが知られています。

参考文献

1）奥脇　透．成長期スポーツ外傷・障害の現状．臨床スポーツ医学，2016; 33: 1024-1030.
2）鳥居　俊．こどもの身体の特徴（総論）．In: 山下敏彦（編）．こどものスポーツ障害診療ハンドブック．東京：中外医学社；2013.
3）井上　博．こども四肢骨折治療の実際．第２版．東京：金原出版；389-403, 2006.

（福田　直子）

2-11 こどもの足首，足を守る

はじめに

足首の捻挫は，スポーツによるけがの中で最も多いものです[1)]。こどもでは足首の骨折を伴う場合が多いので，腫れや内出血が目立つ時には病院で診察を受けましょう。

また足首と足は，繰り返す負荷によって起こる疲労骨折，成長軟骨層や骨端部に負担がかかることで起こる骨端症や，生まれつきの足の構造が原因で痛みが出る過剰骨障害も多く起こります。この節では，こどもの足首，足の代表的なけがについて説明します。

● 足首，足の構造

足首は，図1に示すように2本のすねの骨（脛骨と腓骨）と，距骨という骨が向かい合う関節で，距骨の下には踵の骨（踵骨）があります。内側に内側側副靭帯（三角靭帯とも呼ぶ），外側に外側側副靭帯と，前後で脛骨と腓骨をつない

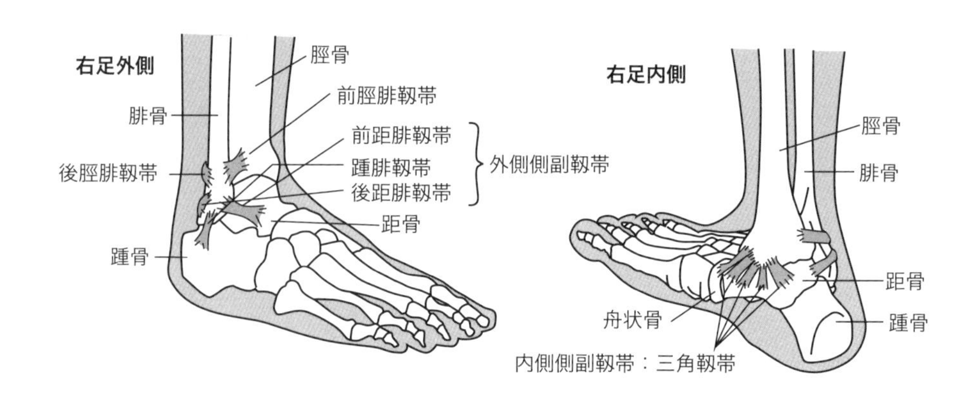

図1 足首の構造

でいる脛腓靱帯があり，足首を支えています。外側側副靱帯は図１に示す３つの靱帯で構成されます。成長期には，内くるぶしのつけねと外くるぶしに成長軟骨が残っています。

足は，図２のように複数の骨が連結して構成されています。距骨の前方には立方骨と舟状骨があり，舟状骨の前方には３つの楔状骨があり，立方骨と楔状骨に５本の中足骨がつき，５本の指につながっています。

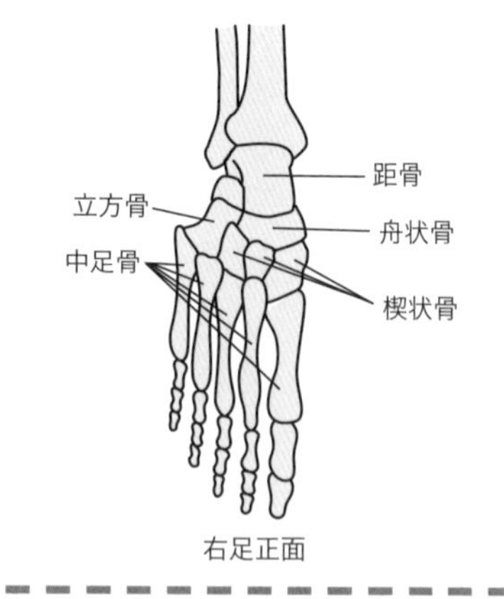

図２　足の構造

● こどもに多い足首，足のけが

足首の捻挫（外側側副靱帯損傷，腓骨裂離骨折）[2)]

捻挫では，踵やつま先を内側にひねる内返し捻挫が大部分で，サッカー，バスケットボール，バレーボールで多く起こります[3)]。小学生では骨端部がまだ弱く，靱帯がついている腓骨の末端の部分の剥離骨折を起こすことも多くあります。

症状は，けがをした直後から痛みがある場合がほとんどです。数日たつと外くるぶし周囲に痛みや腫れ，内出血がみられ，内くるぶし側にも痛みや腫れが出ることもあります。きちんとした対応をしないと足首が不安定になり，ますます捻挫しやすくなります。捻挫は，けがの程度によって軽度・中等度・重度に分類されます。症状だけでは骨折と捻挫を見分けることが困難で，レントゲンで診断します。

けがをして２～３日間は RICE 処置（p.3 参照）を行います。その後の治療は，重症度と剥離骨折の有無によって異なるので，医師やトレーナーの指示に従います。通常，外くるぶし周りを圧迫し，内返し方向に動かないように包帯やテーピング，サポーターなどで固定します。靱帯が治らず不安定になってからでは元どおりにはなりません。最初の捻挫を適切に治療することが大切です。

次に，捻挫に似た原因や，捻挫の影響で起きるけがを紹介します。

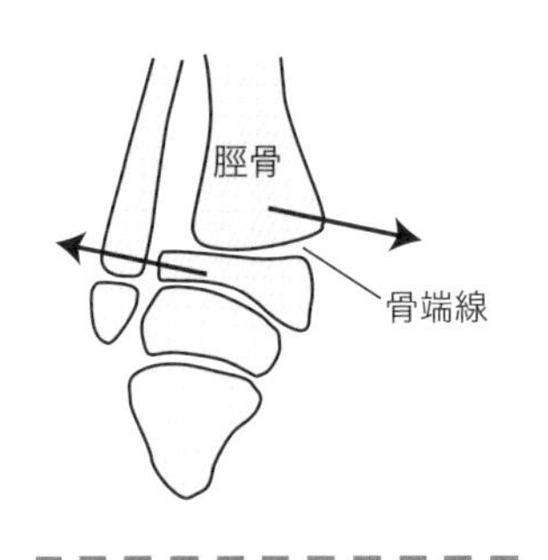

図3　骨端線損傷。足首をひねった時の外力などにより，骨端線を境にして骨がずれる。

骨端線損傷 [2)]

16～17歳頃までは成長軟骨があり，足首をひねったり乗られたりした時に，成長軟骨のところで骨がずれることがあります（図3）。サッカー，バレーボール，バスケットボールで多く起こります。

捻挫では靱帯に痛みがあるのに対して，骨端線損傷では成長軟骨部に腫れや痛みがあり，変形がみられることもあります。

このけがを放置すると，成長障害が起こり，変形や脚長が短くなるという後遺症が残ることがあるので，疑われる場合は整形外科で診察を受けましょう。骨のずれがわずかな場合はギプス固定で治りますが，ずれが大きい場合は手術が必要となることがあります。

距骨の骨軟骨損傷（離断性骨軟骨炎） [2)]

1回の激しい捻挫や足首が不安定になって繰り返す捻挫で，くるぶしの間にある距骨が周りの骨と衝突して，表面の軟骨やその下層の骨に亀裂が入ったり剥がれたりするけがです。

症状は，足首の関節に水が溜まり腫れ，痛みが出ます（関節炎）。剥がれた骨軟骨片が引っ掛かり足首の動きを妨げることがあります。

関節炎がおさまるまでアイシングをして安静にします。関節炎を反復する場合は病院で診察を受けましょう。レントゲンではわかりにくく，MRIで診断します。距骨の表面の損傷が広範囲の場合には手術が必要になります。

疲労骨折 [4)]

足の甲の真ん中3本の（第2～4）中足骨に多く発生しますが，第5中足骨，踵骨，舟状骨，立方骨，外くるぶしの上，内くるぶしのつけねなどにも起こります。

明らかな外力がなく徐々に痛みが増してきた場合に疑われます。発生初期にはレントゲンで診断がつかなくても，第2～4中足骨では2，3週間後に新しい骨による修復がみえるようになります。

ほとんどの場合，スポーツ活動の停止によって骨がつき，1，2ヵ月後から徐々に復帰できるようになります。しかし，舟状骨，内くるぶし，第５中足骨（ジョーンズ骨折と呼ばれる）は治るのに長く日数がかかり，気づいた時に既にはっきりと亀裂が入っていることがあり，特別な治療が必要になります。

骨端症 [5)]

成長軟骨部にスポーツによる負荷が繰り返し加わることが原因で，痛みが出ます。図４のように，舟状骨の場合にはケーラー病，中足骨の場合にはフライバーグ病，踵骨の場合にはシーバー病という名前がついています。このうちスポーツとの関連が最も高いのはシーバー病です。

症状としては，運動や歩行で骨端症の部位に痛みを訴えます。ケーラー病は３〜７歳，シーバー病は８〜12歳，フライバーグ病は13〜16歳で多くみられます。

運動制限により痛みが軽くなるものの，成長軟骨がなくなるまでは再発が起こりやすいのは骨端症に共通します。シーバー病では，ふくらはぎのストレッチ（付録参照）や足底板（靴の中敷き：図５）の着用が，予防と症状軽減に有効です。フライバーグ病では，変形が発生するリスクがある場合に手術が必要となることがあります。

有痛性外脛骨 [5)]

生まれつき，舟状骨の内側に外脛骨と呼ばれる余剰な小さい骨（過剰骨）があり（図６），足やすねの骨の成長が活発な成長期に痛みが出やすく，運動の負荷

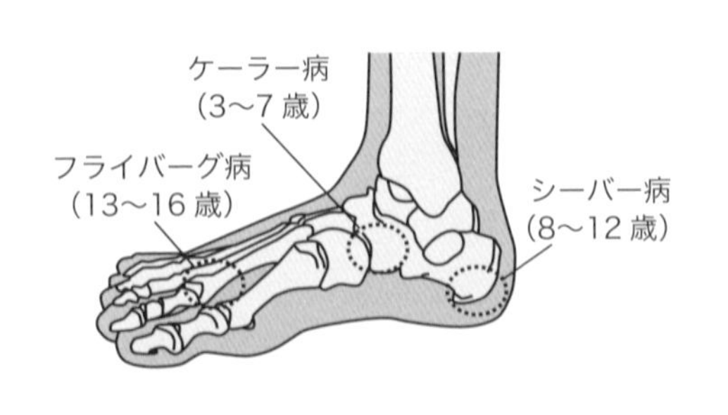

図４　骨端症が多く生じる部位。部位により名前がついている。（　）内の数字は多くみられる年齢を示す。

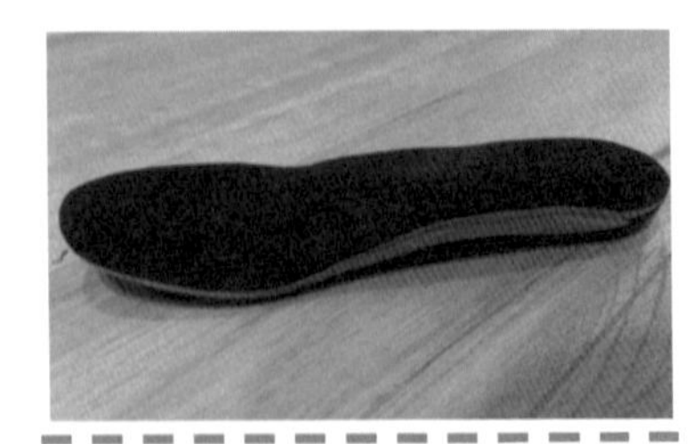

図５　足底板

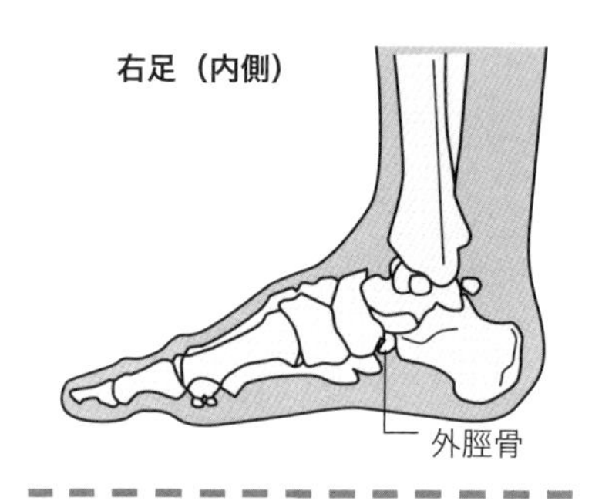

図 6　有痛性外脛骨

で強くなります。土踏まずが下がると外脛骨が引っ張られるため，扁平足の人に多い傾向があります。

舟状骨の内側に突出があり，その部分に痛みがあります。運動や歩行で痛みが強くなります。

対応としては，運動量を減らしたり，外脛骨を引っ張る負荷を減らす足底板（図 5）を使います。

参考文献

1)　Kobayashi T, Gamada K. Lateral ankle sprain and chronic ankle instability: a critical review. Foot Ankle Spec. 2014; 7: 298-326.
2)　田中康仁，笠次良爾：こどものスポーツ外来．第 1 版，東京：全日本病院出版会；207-222, 2015.
3)　Fong DT, Hong Y, Chan LK, et al. A systematic review on ankle injury and ankle sprain in sports. 2007; 37: 73-94.
4)　山下敏彦．こどものスポーツ障害診療ハンドブック . 第 1 版，東京：中外医学社；134-139, 2013.
5)　中村耕三．整形外科臨床パサージュ 7．下肢のスポーツ外傷と障害．第 1 版，東京：中山書店；348-366, 2011.

（武井　聖良）

2-12 こどもを高温から守る

● 熱中症とは

日本救急医学会によって実施された国内の熱中症の実態調査によると，10代において最も熱中症搬送者数が多く，その特徴としてスポーツ活動中の発生がこの年代に集中していることがあげられます[1)]。**熱中症**とは，運動誘発性筋けいれん，熱失神，熱疲労，熱射病の総称です[2)]。発症メカニズム別に分類すると，活動中に発生する熱による能動的な熱ストレスは**労作性熱中症**，長時間暑い環境に居続けたことによる受動的な熱ストレスによるものは**非労作性熱中症**と区別できます（図1）。また，日本救急医学会では症状別の分類も使用しており[3)]，熱中症の中には時に死に至る重篤なもの（III 度損傷，熱射病相当）も存在します。本章では主に労作性熱中症の特徴に焦点を当て，そのメカニズム，応急手当，予

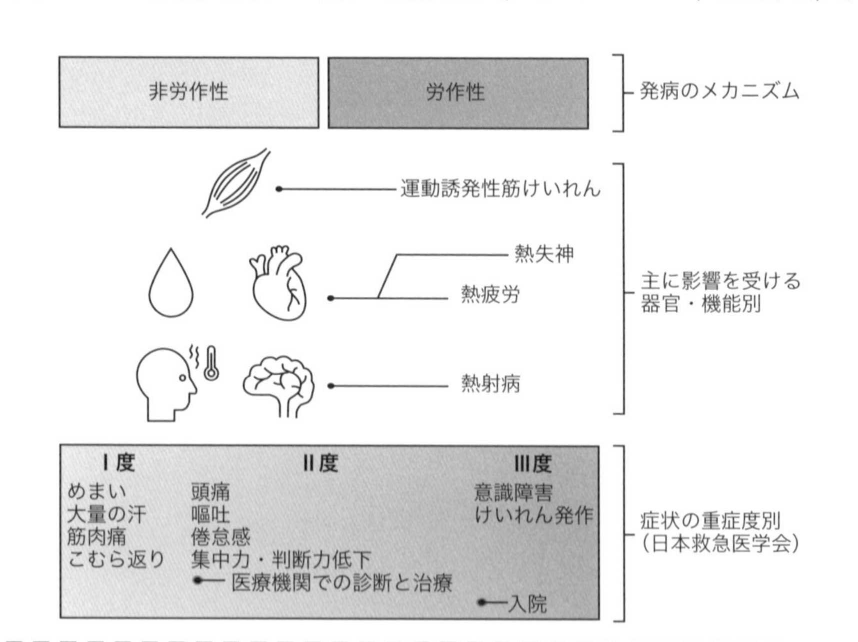

図 1　熱中症の分類

防，およびスポーツ活動復帰の過程について解説します。

● こどもの体温調節

安静時のヒトの身体は 36.5 ～ 37.0℃前後に体温を維持しています。そこに運動から生まれる熱が加われば体温は上がり，逆に気温が低い環境で何も運動をしなければ熱が身体の外に逃げ，体温は下がります。これは熱が高いところから低いところに流れるためであり，この流れを理解することは，熱中症が起こりやすい条件を知るうえでもとても重要となります。例えば，高強度の運動によって生み出される熱量が急上昇したとしても，皮膚の温度よりも外環境の気温のほうが低ければ，熱は身体の外に逃され，体温の急激な上昇は免れることができます。しかし，その差が小さくなると（外気温が上昇すると），その効率は悪くなり，体温の上昇速度は速まります。

また，ヒトは熱の勾配に頼るだけでなく，①身体の表面近くにある血管を拡張させることで効率的に熱を外に逃したり，②発汗によって濡れた皮膚の水分が蒸発し周囲から熱を吸収することで熱を外に逃す仕組み（気化熱）ももっています。これらの体温調節機能はこどもにも備わっていますが，身体がまだ小さく，おとなと比べると体積に対して体表面積の広いこどもは，高気温環境の影響を受けやすいと考えられます。また，汗をかく能力は思春期（12 歳前後）を境に向上することが報告されていることから[4)]，思春期前のこどもについては気化熱による熱放散が思春期以降や成人よりも乏しいことにも注意が必要です。

● 労作性熱中症の発生メカニズムと応急手当

ここからは，具体的に病態ごとの労作性熱中症発生カメニズムと応急手当について説明します。まず 1 つ目は，**運動誘発性筋けいれん**です。これは，一般的には「こむら返り」や「(筋肉が）つった」状態のことを指します。「熱けいれん」という名称が用いられる場合もありますが，熱や暑さが直接的に筋けいれんの発生に関与していないことから，近年では「運動誘発性」の筋けいれんと呼ぶようになりました。しかし，暑熱環境下の運動において発生頻度が高いために，従来から熱中症の1つに分類されています。運動誘発性筋けいれんの具体的な発生メカニズムはまだ明らかになっていない点が多いものの，発汗に伴う脱水，電解質不足，エネルギー不足，筋肉のコントロール不良などの複数の要因が重なり発症するといわれています[5)]。応急手当として，ストレッチなどをしながら安静にすることで改善します。運動誘発性筋けいれんを頻発する人は，食事内容や水分摂取量を見直す必要があります。それでも改善しない場合には，運動様式に問題がないか（同じ箇所ばかり酷使してしまう運動フォームなど）専門家に評価してもらうことが推奨されます。

熱失神は，血圧が下がり脳への血流が一時的に低下した際に発症します。血圧が下がる要因としては，発汗による脱水や，熱放散のために体の表面近くにある血管が拡張することが挙げられます。そのため，代表的な症状にはめまいや立ちくらみがあります。発生した際には，安静になれる場所に移動し，足を挙上した状態で仰向けになります。そうすることで，効率的に脳への血流を保護することが可能となります。また，安静中には発汗で失った水分を補給することも重要です。

熱疲労は暑い環境において自力で運動を続けることができない状態のことを指します。スポーツ活動の継続が困難となる熱中症の多くは，熱疲労の状態であると考えられます。熱疲労の代表的な症状にはめまい，虚脱感，頭痛，吐き気など

a. 氷水の掛け流し
できるだけ全身に冷水をかけて冷却を促す
b. アイスタオル
冷水に浸したタオルを全身に当て，それを頻繁に交換しながら冷却する
c. アイスバス
傷病者が溺れてしまわないように注意しながら，氷水を張ったこども用プールやリカバリープールに全身を浸して冷却する
備考：
部活動での使用を想定したアイスタオル法の例としてこのようなものもある

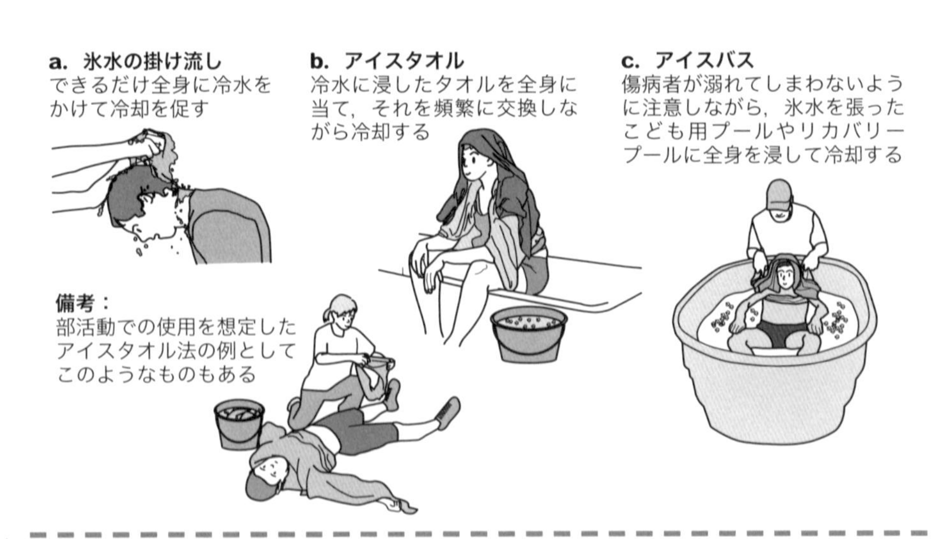

図2　効果的な身体冷却の例

が挙げられ，労作性の場合は多量の発汗を伴うことが一般的です。熱疲労を疑った場合にはただちに運動を中止し，涼しい場所に移動しましょう。応急手当には，脱水の補正と身体の冷却が重要です。身体の冷却方法は，**アイスタオル法**（図 2b）などの全身を冷やすことができる手法が推奨されます。一方で，一般的にもよく知られている氷嚢を動脈に当てる手法は，一度に冷やすことのできる面積が小さいことから，冷却の効率は乏しいとされています[6)]。

労作性熱中症の中でも最も重篤な病態が**労作性熱射病**です。労作性熱射病では，熱疲労にみられる症状に加えて，高体温によって引き起こされた中枢神経の異常による**見当識障害**が確認できます。この時の身体の中の温度は 40℃を超えていることから，救急車の要請を速やかに行うだけでなく，ただちに積極的な全身冷却を施すことが，重症化や死を防ぐために重要です。効率的な冷却方法としては**アイスバス**（図 2c）を用いた積極的な全身冷却が推奨されますが，この手法ではまれに過冷却の恐れもあることから，原則としてメディカルスタッフがいる環境で実施します。指導者や保護者らが応急手当をする場合は，**氷水の掛け流し**（図 2a）や，熱疲労の対応でも挙げたアイスタオルを用いた全身性の冷却を，救急車が到着するまで行うことが推奨されます。

● 労作性熱中症の予防

労作性熱中症の予防の第 1 ステップは，発症のリスクを高める要因を特定することです。**表 1** には代表的なリスク因子を，運動実施者に依存する**内的リスク因子**と，環境に依存する**外的リスク因子**に分類してまとめています。重度の労作性熱中症になればなるほど多くのリスク因子が存在していた可能性が高いことから，暑くなり始める時期には体調管理を徹底することや，こどもの特性（体格の特徴や性格など）を知ることで，その子に合わせた注意喚起をすることが重要です。また，スポーツのルールや練習環境によって講じることのできる安全対策は変わります。そのため，リスク要因を明らかにした後は，それらが現場において修正可能なものであるか否かを検討しましょう。該当するリスク要因が修正困難なものであった場合には（熱中症の既往歴があるなど），リスクが潜在することを意識したうえで活動内容（運動の強度・時間）を選択する必要があります。

表 1　熱中症のリスク因子

個人による内的リスク因子	環境による外的リスク因子
熱中症の既往歴	不十分な休憩
暑さになれていないこと	高温多湿
脱水	直射日光
体力不足・運動が苦手	自由に水分補給ができない環境
肥満	運動中止や変更に関するガイドラインの欠如
睡眠不足	自分の意思で運動を中断できない環境
体調不良・発熱	
努力家・負けず嫌い	

● 労作性熱中症からのスポーツ活動復帰

ほとんどの運動誘発性筋けいれん，熱失神，熱疲労は，適切な応急手当と休養によって症状が改善し，同日中の競技復帰が可能です。しかし，これらの状態に至ってしまった経緯について包括的に検討し，原因の特定と対策が講じられるまでは，再発リスクが高く，速やかに症状が改善したからといって軽視することは禁物です。また，病院搬送に至った事例（重症度の高い熱疲労，労作性熱射病など）については血液検査の結果に異常がないことを確認してから，運動強度・運動時間・環境温度の 3 つの観点において段階的に復帰することが推奨されます。

参考文献

1)　日本救急医学会 熱中症に関する委員会．熱中症の実態調査－日本救急医学会 Heatstroke STUDY2012 最終報告－．日本救急医学会雑誌．2014; 25: 846-862.
2)　Casa DJ, DeMartini JK, Bergeron MF, et al. National Athletic Trainers' Association position statement: exertional heat illnesses. J Athl Train. 2015; 50: 986-1000.
3)　日本救急医学会．熱中症診療ガイドライン 2015．https://www.mhlw.go.jp/file/06-Seisakujouhou-10800000-Iseikyoku/heatstroke2015.pdf.（2023 年 4 月 1 日確認）
4)　Araki T, Toda Y, Matsushita K, et al. Age differences in sweating during muscular exercise. J Physical Fitness Jpn. 1979; 28: 239-248.
5)　Miller KC, McDermott BP, Yeargin SW, et al. An evidence-based review of the pathophysiology, treatment, and prevention of exercise associated muscle cramps. J Athl Train. Published online June 29, 2021. doi: 10.4085/1062-6050-0696.20.
6)　細川由梨．労作性熱中症の応急処置としての冷却方法．臨床スポーツ医学．2020; 37: 1272-1277.

（細川　由梨）

2-13 こどもをオーバーワークから守る

● こどもたちのオーバーワークの現状

こどもたちのスポーツ活動において，オーバーワークやオーバートレーニングは比較的起こりにくいと考えられていました。中学生，高校生と年長になるにつれて，スポーツを行う目的や目標が「記録を出すこと」「ライバルに勝つこと」に変わってくると，「楽しむこと」「挑戦すること」を目的や目標としている時よりも身体に無理をかけるようになってきます。日本陸上競技連盟が 2018 年の第 34 回小学生陸上競技交流大会(全国大会)や第 21 回全国小学生クロスカントリーリレー研修大会（クロカン）に参加した選手を対象に調査した結果では，「練習のしすぎで，疲れやすい，だるい，眠れない，食欲がない，体重が減った，集中できない，などの症状が出たことがありますか」という質問に「あり」と答えた選手は，全国大会で 41.7%，クロカンで 32.8%でした。もちろん，年長の選手のオーバートレーニング症候群のような状態に陥っている選手はいないと願いますが，予想以上の「あり」の回答の多さに驚きました。

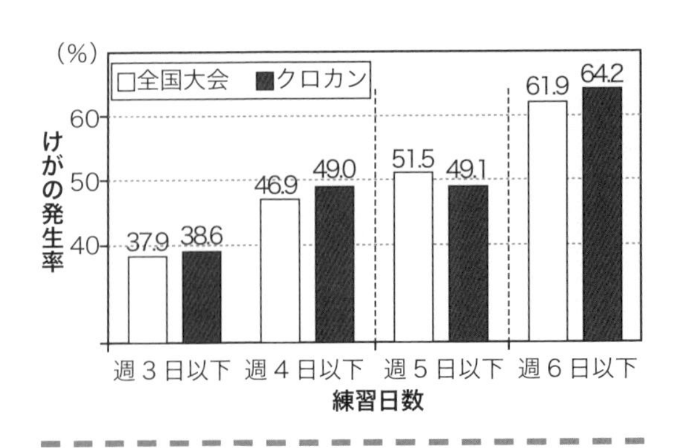

図 1 練習日数とけがの発生率の関係

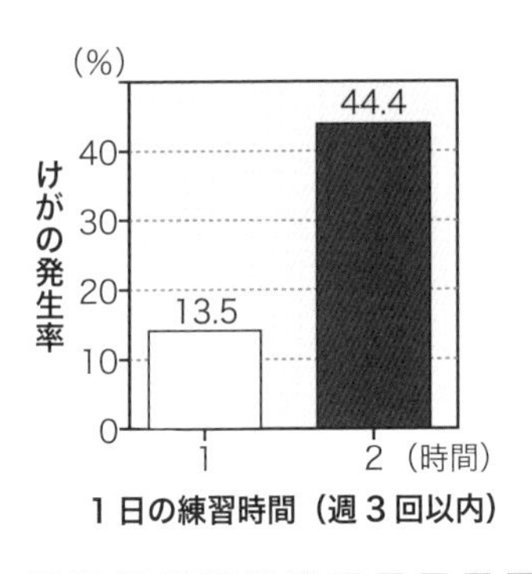

図 2 練習時間とけがの発生率の関係

この調査で，1週間の平均練習日数は，全国大会の選手で3.1日，クロカンの選手で3.8日であり，クロカンでは5～6日の選手が30%近くになっていました。けがの発生は，練習が週に3日以下と4日以上で差があり，週に5日以上ではほぼ半数に,6日以上では60%以上にけがの経験がありました(図1)。また，クロカンに限ると，週に3日以下の練習でも，1日の練習時間が2時間以上では，1時間までの3倍以上のけがの経験がみられました（図2)。

● オーバートレーニング症候群とは

オーバートレーニング症候群は**慢性疲労症候群**と類似した症状を多くもっており，スポーツ選手が練習のしすぎで十分な休養や栄養，睡眠をとれない状態が続いた時に陥るものです。練習をしてもその成果が現れず，身体の動きが悪く，しだいにふだんできている練習も苦しくてできなくなってしまう状態から始まります。短期間であれば，しっかりと休むことで回復しますが，このような状態で無理を続けると，簡単に回復しなくなります。身体の中で起こっていることは以下のように説明されています。心身への負荷は脳の内分泌中枢の視床下部という場所で受け取られ，視床下部からのホルモンが下がります。その結果，脳下垂体を経て甲状腺，副腎，性腺など全身の内分泌器官や自律神経の働きが下がってしま

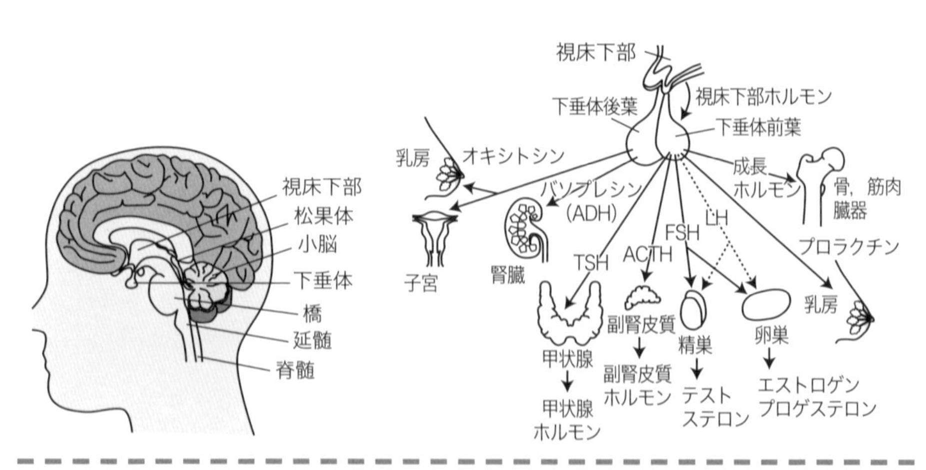

図3 視床下部–下垂体からの内分泌機構

います（図 3）。こうしたプロセスで全身に様々な症状が発生します。だるさや疲れやすさ（時には日常生活にも支障がある），動悸やめまい，下痢や便秘，睡眠障害，うつ状態なども起こります。同時に筋肉痛が強く，疲労骨折などのけがも治りにくくなります。最近は練習量に見合わない栄養摂取（栄養摂取不足）が続いた場合も同じような現象が起こる（relative energy deficiency in sport：RED-S：スポーツにおける相対的エネルギー不足）と考えられています。全般的な栄養摂取不足は骨や筋肉の修復が不十分になるだけでなく，貧血にもなりやすく，パフォーマンス低下が色々な原因で発生してしまいます。このような状態でサプリメントに頼ったり，貧血に対して鉄の注射をしたりするような方法は本末転倒であり，身体にも害があると考えるべきです。

● オーバーワークの何が問題か

オーバートレーニング症候群の説明を読まれて気づいた方も多いと思いますが，成長途上でこのような状態が起こると，身体の成長にも影響が生じると考えなくてはいけません。甲状腺ホルモンや成長ホルモンの分泌量が減ると，身体発育に影響が起こり，性ホルモンが下がれば第 2 次性徴が抑えられ，男子では筋肉や骨が増えにくくなり，女子では月経が止まる（あるいは初経が遅れる）などの問題が発生します。いいかえると，健全な発育が阻害されてしまう危険性があります。

私たちの身体の運動器（骨, 筋肉, 軟骨, 神経など運動にかかわる臓器）のうち，骨は身長増加が最大となる時期の前後 4 年ぐらいの期間に，成人で蓄えている骨の 40％程度を獲得し, その後は年間に増やせる量は徐々に減ります。したがって，高校生や大学生以降に骨が少ないことに気づいても，その時期から回復させることは至難のわざです。高校生時代にどうしてもけがが続くため，思い切って練習を中止して身長や体重が増加した選手で骨密度がある程度増加した例もありますが，そのような例は少ないのが現状です。

こどもの練習時間が長く，疲れて食事がとれない，睡眠時間が確保できないという状況は，前述の RED-S やオーバートレーニング症候群に陥る危険にさらされていると考えなくてはなりません。結果として，身長や体重の増加が停滞するようであれば，確実に発育が抑制されてしまっているということを意味します。体重による階級のあるスポーツでは，発育途上の年代で無理に減量をすることが発育に影響する危険があり，最近全日本柔道連盟では小学生の大会を中止することが報道されました。実際，フランスでも 13 歳未満の大会は開催されていないとのことで，発育途上の身体に配慮しての決断と思われます。

参考文献

1) 日本陸上競技連盟．陸上競技ジュニア選手のスポーツ外傷・障害調査～第 5 報（2019 年度版）～小学生アスリート調査 , 2020.

（鳥居　俊）

2-14 スポーツする女子の身体を守る

はじめに

女性と男性は，体力，体格，なりやすい病気など，様々な面で違いがあります。近年は，女子小中学生で運動時間の二極化が顕著となっており，全く運動しないという子が多い一方で，週に15時間以上運動する子も増えていることが，スポーツ庁の調査[1]でわかっています。スポーツを頑張る女子をサポートするうえで，注意しなくてはいけない女子特有の健康問題があります。

● 女性アスリートの三主徴

女性アスリートに多い健康問題として，①利用可能エネルギー不足，②無月経，③骨粗鬆症があり，これらが「**女性アスリートの三主徴**」と定義されています（図1）[2]。またこの3つはそれぞれが関連し合っており，始まりは利用可能エネルギー不足と考えられています。その結果，疲労骨折を起こし，貧血になり，競技力が低下すると考えられ，指導者や保護者は女子アスリートがこのような問題を抱えていないか注意することが重要です。もちろん，男性アスリートでも同様の問題が起こりますので，注意は必要です。

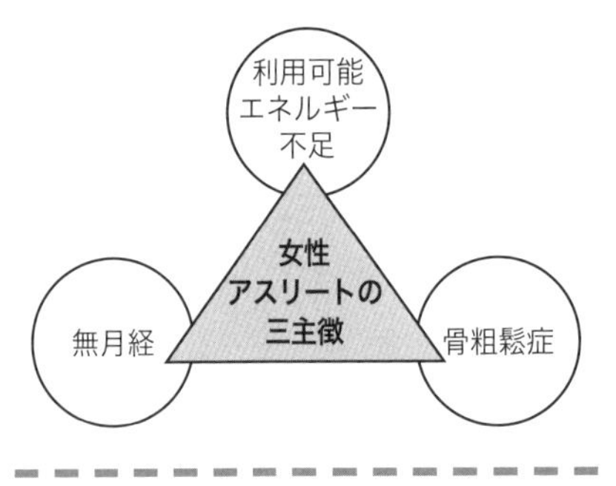

図1 女性アスリートの三主徴

● 利用可能エネルギー不足，摂食障害

利用可能エネルギー不足とは，運動によるエネルギー消費量に見合った食事からのエネルギー摂取量が確保されていない状態です。しかし，このエネルギー摂取・消費量を日常的にスポーツの現場で評価することは難しいのが現状です。海外では，利用

表1　利用可能エネルギー不足のスクリーニング

1	成人：BMI＊17.5kg/m2 以下
2	思春期：標準体重の 85%以下
3	1ヵ月以内の体重減少が 10%以上

BMI＊：body mass index：体重（kg）÷身長（m）÷身長（m）

可能エネルギー不足の第1段階のスクリーニングとして，成人では BMI 17.5 kg/m^2 以下，思春期では標準体重の 85％以下，1ヵ月以内の体重減少が 10％以上のいずれかにあてはまる場合は，利用可能エネルギー不足を疑うとしています（表1）[3,4]。利用可能エネルギー不足が長期間続くと，脳から分泌される女性ホルモンの周期的な分泌が抑えられてしまい，初経の発来が遅れたり，成長期のスパート時期がみられなくなります。成長曲線（日本成長学会ホームページ[5]に掲載）を参考に，正常な発育になっているかチェックすることが重要です。利用可能エネルギー不足は，エネルギー摂取量を多くすることで改善されます。成長期は毎日身長が伸び体重も増加するので，必要なエネルギー摂取量も成長に伴って増加することを意識して，補食を追加するなど，1日の食事内容を考える必要があります。ただ，食べられる量には限界があり，食の細いこども，疲れて食べることができないこどもは，運動に使えるエネルギーが少ない状況になってしまいます。そういうこどもが運動をしすぎてしまうと，発育・発達のためのエネルギーが足りなくなり，成長が抑えられたり，月経に関連した問題が起こります。特に女子においては，摂食障害が問題となることがあります。摂食障害とは，過食・拒食や自己嘔吐，下剤の乱用を行ってしまう病気です。10代後半から20代の持久系や審美系，階級制競技の競技者では，摂食障害の頻度が高いことが報告されています[6]。摂食障害のアスリートは，周囲からの極端な減量の指示やけがによる体重増加により，体重が減っていないと「もっと食事量を減らさなければ」「まだ練習量が足りないのかもしれない」という誤った解釈をして，さらに食事制限と練習量を増やし，利用可能エネルギー不足の状態を悪化させる傾向にあります[4]。アスリートの場合は「競技のため」と考え，本人やチーム関係者も病的意識がないこともあります。チームや家庭で過剰に体重について言及したり，極端な減量の指示をすることで，摂食障害や利用可能エネルギー不足を招き，深刻な健康問題につながります。そのことを念頭に置いて指導することが，予防のために重要です。

● 月経に関連した問題

初経発来遅延

平均的には 12 ～ 13 歳頃までにみられる最初の月経が、15 歳を過ぎてもみられない状態です。小中学生の時期に利用可能エネルギー不足が続くと起こります。

無月経

月経が 3 ヵ月以上止まっている状態を指します。アスリートでは，一般女性と比べてこれらの問題が多いことが知られていますが，利用可能エネルギー不足以外の原因でも起こりますので，表 2 を参考にして問題がある場合には専門医に相談しましょう[7)]。

コンディションに影響を与える月経に関する問題[7)]

オリンピックに出場した日本人女性アスリートへの調査で，「月経による体調不良や月経痛が競技に影響を及ぼした」と回答した選手が，それぞれ約 37%，約 28% もいたことがわかりました[8)]。月経に関する問題が女性アスリートのコンディションに影響を与えている場合，月経対策をすることで選手本人が満足のいく状態で競技に臨めるようになることが期待できます。具体的には下記のような問題が挙げられます。

- 月経困難症：月経痛（下腹部痛，腰痛，頭痛）疲労，脱力感などで日常生活に支障をきたす。
- 月経前症候群：月経の 3 ～ 10 日前に体調不良（イライラする，憂うつにな

表 2　正常な月経と月経異常

初経	平均年齢（一般女性）	12.3 歳
	平均年齢（トップアスリート）	12.9 歳
	初経発来遅延	15 歳以上
月経周期	正常	25 ～ 38 日
	続発性無月経	月経が 3 ヵ月以上止まっている状態
月経期間	正常	3 ～ 7 日

る，腹部膨満感，体重増加，関節痛，むくみなど）がみられる。

・過多月経：経血量が多い状態（夜用ナプキンを１～２時間ごとに交換する，３日以上夜用ナプキンを使用するなど）。子宮筋腫などの子宮の病気が原因であることもある。

現在は，これらの症状に対して，婦人科で低用量ピルの処方などによる月経対策を行うことで，選手をサポートする体制が整ってきています。このような症状で困っている選手がいたら，女性アスリートの健康問題に関する講習を受講した医師を紹介しているホームページ[9]なども活用して，一度相談してみることをすすめます。

● 骨粗鬆症

骨粗鬆症とは，骨密度が低い状態をいいます。女性の骨量の経年変化は，図２の通り 20 歳頃までに最大骨量を獲得し，1 年間の骨量増加率は 12 ～ 14 歳，つまり中学生の時期に最も高いといわれています。骨量が増加する 10 代の時期に，利用可能エネルギー不足による 1 年以上の無月経を経験している選手は，骨量が低下するリスクが高いことがわかっています[11]。最大骨量を獲得する大切な時期に十分骨量が増えないと，生涯にわたる骨の健康に影響を及ぼします。また，骨量が低下している状態でハードなトレーニングを続けると，疲労骨折のリスクも高まります。したがって，利用可能エネルギー不足による無月経を予防することが重要です。

● 貧　血

貧血の症状として，めまい，立ちくらみ，頭痛，息切れなどがあり，持久力やパフォーマンスの低下につながります。アスリートに多くみられる貧血は，鉄欠乏性貧血です。激しい運動

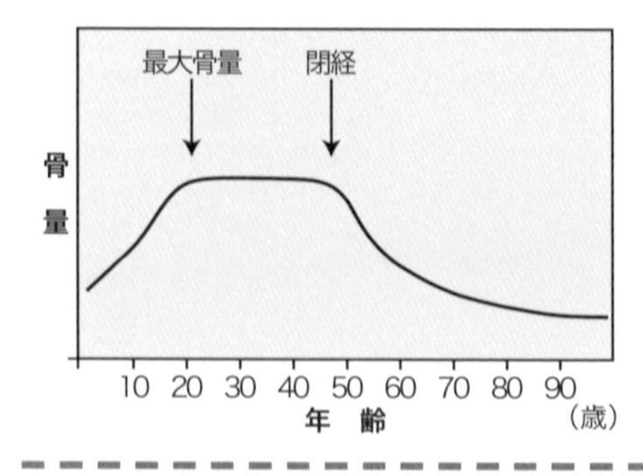

図２　女性の骨量の経年変化（文献 10 より一部改変）

により鉄の必要量が増加しているのに必要量を摂取できていない場合や，利用可能エネルギー不足が原因であることもあります。女子アスリートの場合，過多月経による貧血の際は，薬を飲んで経血量を減らす治療によって改善できる可能性があります。また，貧血の原因が利用可能エネルギー不足である場合は，鉄を摂取しても貧血を改善することはできません。エネルギー不足を解消することが必要で，毎食バランスよく食べること，運動量を軽減すること，休息や睡眠をしっかりとることが必要です。安易に鉄のサプリメントを摂取せず，貧血の原因を調べたうえで改善策を探る必要があります。

参考文献

1) スポーツ庁．平成 30 年度全国体力・運動能力，運動習慣等調査．https://www.mext.go.jp/sports/b_menu/toukei/kodomo/zencyo/1411922.htm（2023 年 6 月 12 日確認）
2) Mountjoy M, et al. The IOC consensus statement: beyond the female athlete triad—relative energy deficiency in sport(RED-S). Br J Sports Med, 2014; 48: 491-497.
3) De Souza MJ, et al. 2014 Female Athlete Triad Coalition Consensus Statement on Treatment and Return to Play of the Female Athlete Triad: 1st International Conference held in San Francisco, California, May 2012 and 2nd International Conference held in Indianapolis, Indiana, May 2013, Br J Sports Med, 48, 289, 2014.
4) 日本スポーツ協会．女性スポーツ促進に向けたスポーツ指導者ハンドブック．東京：図書印刷；2019. 5-16.
5) 日本成長学会ホームページ．http://auxology.jp/ja-children-physique（2023 年 6 月 12 日確認）
6) Joy E, Kussman A, Nattiv A. 2016 update on eating disorders in athletes: a comprehensive narrative review with a focus on clinical assessment and management. Br J Sports Med. 2016; 50: 154-162.
7) 東京大学医学部附属病院女性診療科・内科：Health Management for Female Athletes ver. 3 －女性アスリートのための月経対策ハンドブック－．東京，東京大学医学部附属病院女性診療科・内科，2018.
8) 日本オリンピック委員会女性スポーツ専門部会．ロンドンオリンピック出場女性アスリートに対する調査報告．https://www.jpnsport.go.jp/Portals/0/HMFAver3.pdf（2023 年 6 月 12 日確認）
9) 女性アスリート健康支援委員会ホームページ．http://f-athletes.jp/doctor/index.html
10) 骨粗鬆症の予防と治療ガイドライン作成委員会（日本骨粗鬆症学会，日本骨代謝学会，骨粗鬆症財団）．骨粗鬆症の予防と治療ガイドライン 2015 年版．第 1 版．東京，日本骨粗鬆症学会，日本骨代謝学会，公益財団法人骨粗鬆症財団；2015, 14.
11) Nose-Ogura S, Yoshino O, Dohi M, et al. Low bone mineral density in eite female athletes with a history of secondary amenorrhea in their teens. Clin J Sport Med: 2020; 30: 245-250.

（武井　聖良）

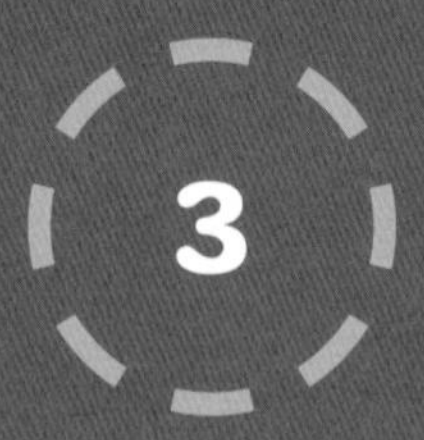

競技別編：代表的なスポーツで起こるけがの対策

3-1 野球 けがから守る，けがなく楽しむ

はじめに

野球ではダイビングキャッチ，フェンスや選手間の衝突，デッドボール，突き指，ベースランニング時の膝・足関節捻挫などの急性のけが（外傷）が発生します。

また，ピッチング，バッティング，ランニングなどの野球に特徴的で瞬発的な動きを繰り返すことで骨端症，疲労骨折，慢性腰痛（分離症含む）など慢性のけが（障害）が起きて痛みが出現します。野球肩や野球肘といわれる疾患の多くはこの「障害」に該当することが多く，野球選手がよく言う「違和感」もこの類の前兆である時があります。

少年野球でのけがの発生の実態

成長期における外傷・障害は，身体の成熟度によって受傷部位に違いがみられる点も特徴的です。例えば，小中学生など成長期における野球肘の多くは，靭帯が付着する骨軟骨部や骨端線（いわゆる成長線）で起こり，高校生以降など骨端線が閉鎖した後は，靭帯実質や筋肉，腱などの軟部組織，そして疲労骨折など骨自体に影響が出ることが多いとされています（図1）。また，野球における肩肘障害の年齢分布の特徴として，小中学生では成長期に骨軟骨部が脆弱である肘の障害が多く，高校，大学と年齢が上になるにつれてインピンジメント症候群などの過労性の肩甲胸郭機能低下が影響した肩の障害が増えてくるといわれています。

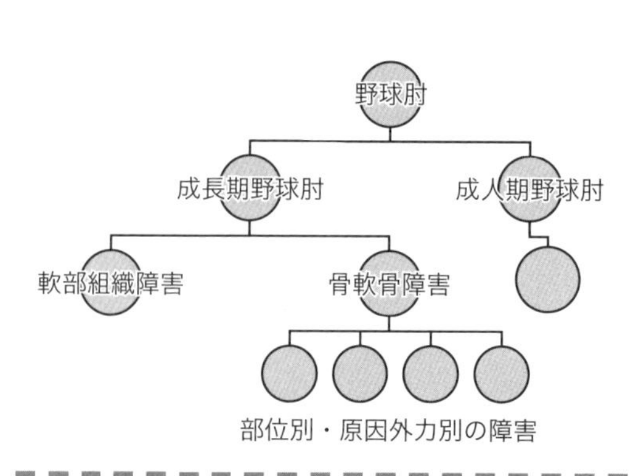

図1 野球肘の分類。成長期は特に骨軟骨障害が多い。
（文献1より引用）

● 少年野球にみられる代表的なけが

小学生から多いけが

・野球肩：上腕骨近位骨端線障害
・野球肘：内側上顆下端障害（図 2），内側上顆裂離骨折，離断性骨軟骨炎（上腕骨小頭障害），肘頭骨端線閉鎖不全症
・腰椎分離症
・足関節捻挫（腓骨遠位骨端線損傷，腓骨遠位端剥離骨折，前距腓靱帯損傷）
・筋挫傷
・マレット指（末節骨基部剥離骨折，指伸筋腱断裂）
・その他：心臓振盪，歯骨折，眼球打撲（眼窩底骨折）

中学生，高校生（骨端線閉鎖後）から増えてくるけが

・野球肩：インピンジメント症候群，肩関節唇損傷，上腕二頭筋長頭腱炎
・肩関節脱臼・亜脱臼，肩関節不安定症
・胸郭出口症候群
・第一肋骨疲労骨折
・野球肘：内側側副靱帯損傷，尺骨神経障害，前腕屈筋損傷，鉤状結節付着部症
・肘頭疲労骨折，肘頭先端障害
・腰椎椎間板ヘルニア
・膝前十字靱帯損傷
・大腿部・下腿部肉ばなれ
・下腿疲労骨折

脱臼や骨折（疲労骨折を除く），筋挫傷や腱断裂などは突発的に起こる外傷に分類され，予防しにくい点があるため（対策は環境整備や防具など），「障害をどう減らすか」ということが，野球を快適にプレーするには重要なことです。

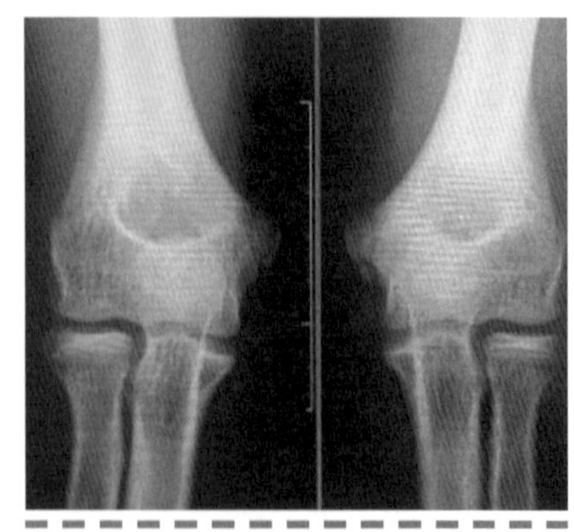

図 2　内側上顆下端障害。成長期は個人差があるため，左右で比較することが重要である。

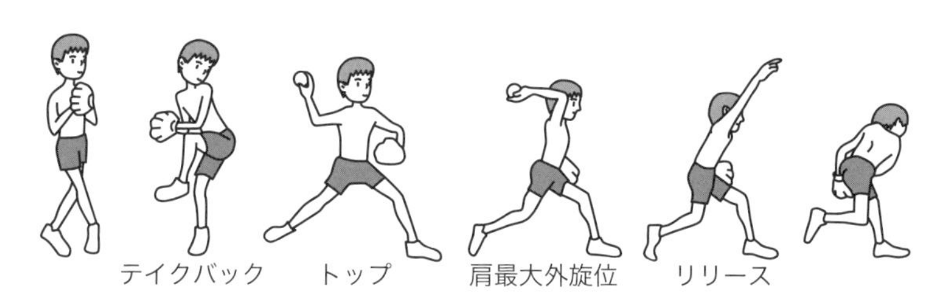

図 3　投球動作の各段階。肩最大外旋位（しなり）で肩と肘のけがが多く発生するが，テイクバックからトップに行くまでの動きが肩最大外旋位 に影響するため，チェックが必要である。(文献 1 より引用)

投球動作は体重移動を行いながら下肢から骨盤，体幹，上肢，指先へと力を伝えて，いわゆる運動連鎖によってボールを投げています[2)]（図 3）。その際，投げすぎや投げ方に問題がある場合などに，肩甲胸郭機能の低下や骨盤帯機能の低下が運動連鎖に乱れを生じさせ，結果的に肩肘，腰部などに負荷が増大して，痛みとして症状が出現します。それが投球障害の原因の 1 つです。

つまり，肩肘などの四肢末端の痛みは，肩甲胸郭や体幹部，骨盤帯などの機能低下が引き金となっていることがあり，そこへの介入・改善を行わないと痛みが再発します。そのため，痛みがないからよいのではなく，痛みがある時点ですでに黄信号であり，疾患によってはすでに手術が必要な赤信号となっていることがあることを理解しておかなければなりません。

たとえば，野球肘は主に，内側型，外側型，後方型に大きく分類されます。一般的に，症状が最も多いとされるのが内側型です。全日本野球協会のアンケートでは，肘痛を訴えた小中学生の約 6 割が内側痛を訴えていました[3,4)]。後内側痛または後方部痛も比較的受診率の高い症状になります。

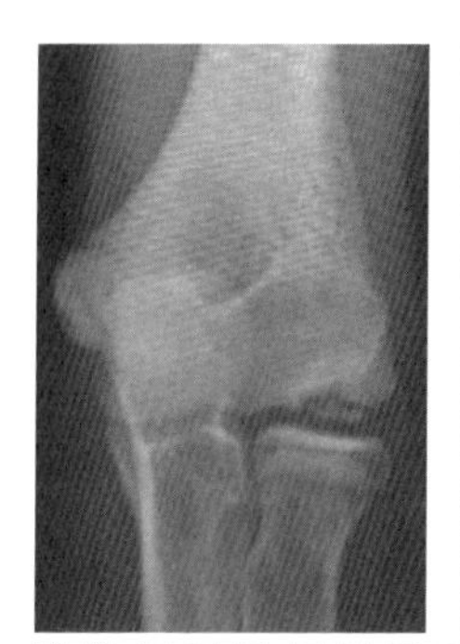
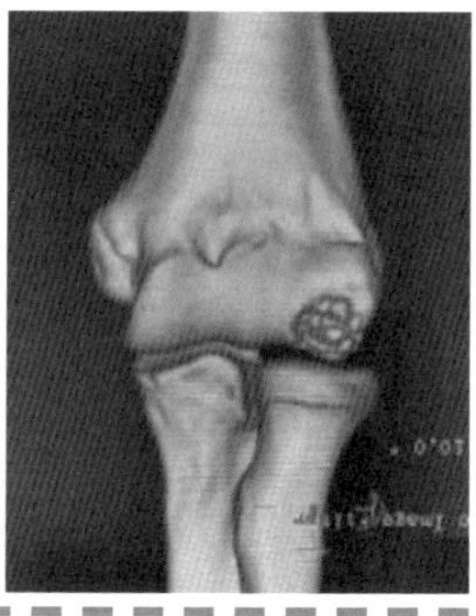

図 4　肘離断性骨軟骨炎は肘の骨（上腕骨小頭）の病気といわれている。

一方で，外側部痛に関しては，**離断性骨軟骨炎**（図 4）（p.35 参照）という骨軟骨障害があります。初期は自覚症状が少なく，肘痛があったとしてもごく軽微で普通にプレーできるため，ほとんどの選手が病院に行きません。結果として，痛みを訴えて受診する選手の多くが進行期から末期の状態であるため，可動域制限や慢性的な肘痛など後遺症が残る可能性があります。そこで近年では，早期発見・早期治療ができるような取り組みとして，野球肘検診が全国各地で行われるようになってきています[5)]。

また，離断性骨軟骨炎は，一定の割合で誰にでも起こりうる肘の骨の病気であると考えられています。投げすぎていないから大丈夫とはいえず，実際に投球と関係のない野球以外のスポーツでも起こりえます。何かの原因で起こった離断性骨軟骨炎に，投球動作による肘の外側へのストレスがかかることで，回復せず悪化させてしまう可能性があるため，野球に多い特徴的な疾患の1つとして認識されています。

治療は完全な投球禁止，状態によってはバッティングも禁止せざるをえないのが現状です。他のスポーツでは，一般的に野球のような投球動作による増悪因子がないため，自然治癒に至っていることが多いとされています。

内側型の障害については，「何ヵ月前から痛くなってきた」など期間で痛みを訴えることもあれば，「あの日あの試合のあの1球で痛くなった」と痛みの発生した日や瞬間がはっきりしていることもあります。裂離骨折のような外傷が起きた際には，まず骨折治療を行い，その後機能改善目的にリハビリテーションを行います。内側上顆下端障害などの骨軟骨部の障害では，手術はほとんど必要なく，適度に休みながら痛みの程度によっては投球も許可しています。ただ，機能改善も同時に行うことが条件で，再発予防が非常に大切です。

● 少年野球のけがを早期発見するための点検

では，日頃からどのようにセルフチェックして早期発見に繋げればよいのでしょうか。

左右差

・可動域制限（関節を動かせる範囲が狭くなること）

・圧痛，しびれ

・腫れ，熱感

一般的に，野球肘のチェックに関して，左右差の確認は重要です。特に肘の曲げ伸ばしの角度など，可動域制限があるかどうか，圧痛部位（押して痛いところ）がどこにあるのかを詳細に確認しておくことが必要です。

痛みなどの症状がみられる場合は，まず数日間休ませて様子をみるなどの対応が望ましいと考えます。ただ，チームの人数などの事情から難しければ，極力無理のないポジション起用にとどめるなどの工夫をし，その後できる限り早めに医療機関を受診させてください。痛みが強くプレー続行が厳しい，または可動域制限が著明な場合は，プレーをただちに中止し，医療機関を受診するべきです。

● 少年野球のけがを予防するための取り組み

・セルフチェックやストレッチ
・休養（栄養，睡眠）
・正しいフォームづくり
・野球肘（離断性骨軟骨炎）検診

障害を防ぐには，日頃から肩や肘に異常が起きていないかセルフチェックをして，ストレッチを入念に行い，身体のメンテナンスを怠らないことが大切です。また，休養も，体づくりや組織の修復，外傷･障害予防のためにとても重要です。成長期における食事，睡眠の確保は，運動と等しく大変重要な項目です。

少年野球，中学野球の調査によると，60％以上の選手が肩肘痛を経験し，その際に休んだ日数は 3 日以内と 31 日以上が多いという結果でした [3,4]。これは軽症ですぐ復帰できた場合と，長期間休まざるをえなかった場合に二極化しており，重症の状態も多かったと考えられます。この結果からも予防が重要であるといえます [6]。

投球障害予防のために日頃から意識するべきことは，①肩甲胸郭リズムという肩関節や肩甲骨周辺の機能を高めること，②投球の運動連鎖を円滑に効率よく行えるように，股関節の機能，肩甲骨まわりの柔軟性，ハムストリングの柔軟性，大腿四頭筋や背筋の筋力など，全身運動に伴う機能の低下が起きている部位を見極めて，改善することです。痛みが出た際には，休んで痛みをとるだけでは不十分で，症状を繰り返さないためにそうした全身の機能をチェックし改善することが重要です。もちろん，正しいフォームを身につけることも必要です。

保護者や指導者がこどもの身体を守るうえでは，外傷が起きた時の応急処置(固定やアイシング，救急医療機関リストの作成）を学ぶことも重要ですが，以下のような障害が起きやすい環境を気にかけて，介入する必要があります。

障害が起きやすい環境

・個人：身体機能，フォーム，栄養状態，睡眠時間など
・チーム：練習状況（休養日，練習時間，グラウンド状況）

これらは，障害だけでなく，集中力低下からくる外傷の予防にも影響します。そして，練習環境を整え，突発的な外傷を未然に防止する努力を怠らないことも重要です（グラウンド整備，防球ネットやフェイスガードの使用など)。また，現在では外傷予防のために，以下のような様々な用品が使用されています。

・デッドボール対策：ヘルメット，エルボーガード
・イレギュラー対策：フェイスガード
・スライディング対策：スライディンググローブ
・打球対策：防球ネット＆ヘルメット
・心臓振盪対策：胸部保護パッド

スポーツドクターから

野球の場合，甲子園という夢舞台のある高校野球までを一区切りとして競技を引退する選手が多いとされています。ただ一方で，離断性骨軟骨炎などの障害は小学校高学年が好発年齢であり，その他の骨軟骨障害も骨化途上の成長期にある小中学生で多くみられます。ピークエンドを考えた時に，少年野球の時点で痛みを我慢し，無理してプレーさせることの意義を考えなければならないと思います。少年野球で無理をした結果，その後痛みが思うように改善せず満足にプレーできずに志半ばで引退するよりも，高校野球（あるいは自分が目標としていたステージまで）をやり切れた形で引退する方が，野球に対してポジティブなイメージを持って社会人になっていけるのではないかと考えます。筆者も野球少年でしたが，

けがをして病院へ行った際に，けがでは泣かず，野球がしばらくできないと医師から伝えられた時に号泣したことを覚えています。こどもにとって，大好きな野球を我慢することは決して容易なことではありません。しかし，けがをしてしまった以上は，目先のことにとらわれがちなこどもに対して，おとな（両親，指導者，医療者など）がどのようにしたらピークエンドで野球を引退できるかを一緒に考え，実行していくことが大切です。実際，けがから学ぶことも多く，その期間をどう過ごすかは人間教育・人格形成の点においても非常に重要なことと考えます。

（中澤　良太）

● 野球をけがなく楽しむ

野球の代表的な動作には主に，「投げる」「打つ」「捕る」「走る」があります。これらの野球に必要とされる基本的な競技動作は，小学生であろうとプロ野球選手であろうと，年代や競技レベルを問わず同じです。特に「投げる」と「打つ」は様々な競技の中でも難しい動作と考えられており，動作習得が未熟な成長期の選手にとってはけがにつながるリスクも少なくありません。またこどもの場合，硬式球，軟式球にかかわらず，ボールやバットの大きさに対する手の大きさの割合や，腕を支える肩まわりの筋肉の大きさといった身体のサイズは，おとなと同じではありません。このような野球をプレーするこどもたちの肩・肘を守る取り組みの1つとして，リトルリーグなどでは投球数の上限が定められています。投球数の過多は投球障害の発症に最も関連するリスクとなることが明らかとなっていますが[6,7]，制度だけではけがを防ぎきることはできません。今一度，こどもたちの身体は発育途上であることを念頭におくと，けがから守るためには自身の身体の「変えられる」部分に着目してアプローチしていくことが非常に重要です。ただし，身体のすべての部位に対してアプローチすることは難しいので，元気に野球をプレーするために必要な部分に絞り，①知っておくべきこと，②実践するべきことの2点について解説します。

野球のけがから身体を守るために知っておくべきこと

前述のとおり，競技に求められる動作は小学生もプロも同じです。ただし，同じ動作をしているにもかかわらず，成長期に生じやすいけがはおとなとは異なり，また成長期の年代によっても違いがみられます。例えば，小学生の野球選手の投球障害については，肩のけがの発生率が 1,000 時間（/選手）あたり 0.6 件である一方，肘のけがの発生率は 1,000 時間（/選手）と投球肘障害の方が多いです。一方で思春期を超えると，肘のけがの発生率が 1,000 時間（/選手）あたり 1.0 件である一方，肩のけがの発生率は 1,000 時間（/選手）あたり 1.5 件と，割合が逆転します[8)]。この要因として，全身各部の骨端線閉鎖時期（p.58，2-10 図 2 参照）の違いや，骨の長さや筋肉の量の発育によって生じる身体プロポーションの変化（p.14，2-1 図 6 参照）が関与すると考えられます。特に，身体の発育は指先側から生じることを考えると[9)]，こどもにとって腕は重く，腕を支える肩まわりの筋量が不十分な時期（12 歳頃まで）があります[10)]。つまり，様々な理由で小学生では肘を，中学生では肩をけがしやすい傾向にあることを知っておく必要があります。ただし，繰り返しになりますが，投げるという動作課題は野球をする選手全員同じです。成長期には同じ動作をしてもけがをしやすい理由がたくさんあるため，身体自体に課題が 1 つでもあるとけがにつながる恐れがあります。そのため，その課題の見つけ方と，課題の解決方法を知っておく必要があります。

野球のためのセルフチェック

自分の身体の課題を見つけるために，以下のセルフチェックを実践してみましょう。けがから身体を守るためには，自分の身体の状態を知っておかなければいけません。肩，肘，胸郭，下肢の 4 項目，全部で 7 つの項目について，すべて合格できるか確認してみましょう。このセルフチェックはこどもと保護者の 2 人組で実施可能ですが，鏡を用いればこどもだけでも実施できます。少しでも異常があった時に家庭内でも気づくことができる，さらには痛みが出る前に相談できる知識をつけてもらいたいと思います。

肩のセルフチェック

立った姿勢で図 5a のように「ばんざい」をしてみましょう。横から他の人に確認してもらい，まっすぐばんざいできていれば合格です。腕の後ろから耳がみ

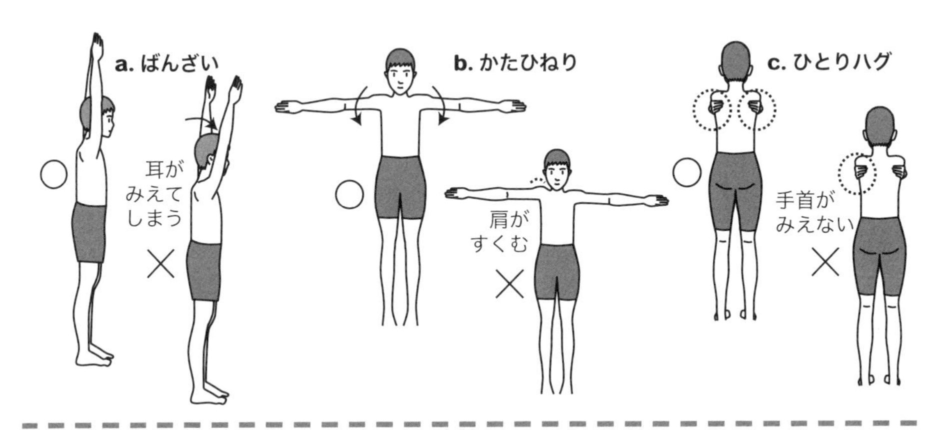

図 5　肩のセルフチェック

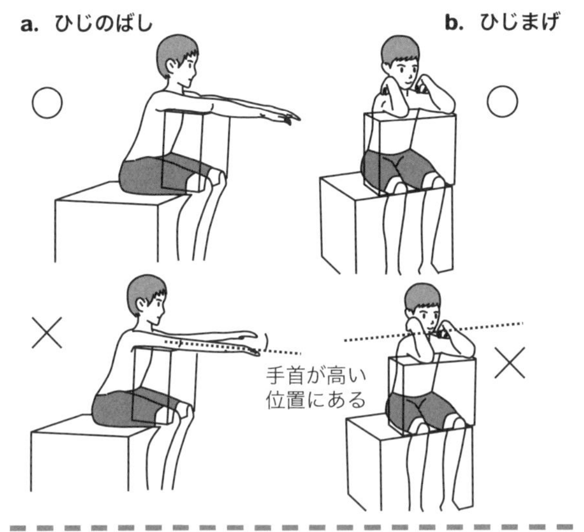

図 6　肘のセルフチェック

える場合や，投げる方の腕が前側にある場合は要注意です。次に「かたひねり」です（図 5b）。腕を横に広げ，親指側を下に向けるように腕をひねった時に左右同じ動きであれば合格です。投げる方の肩にすくむような動きがある場合は要注意です。最後に「ひとりハグ」です。ここでは図 5c のように両手を背中の方にたぐり寄せます。後ろから手首の位置を確認してもらい，左右均等であれば合格，投げる側の手や手首が逆側と比べてみにくい場合は要注意です。1 つでも要注意がある場合は，肩の柔軟性が足りていない可能性があります。

肘のセルフチェック

座った姿勢で「ひじのばし（図 6a）」「ひじまげ（図 6b）」を確認してみましょう。

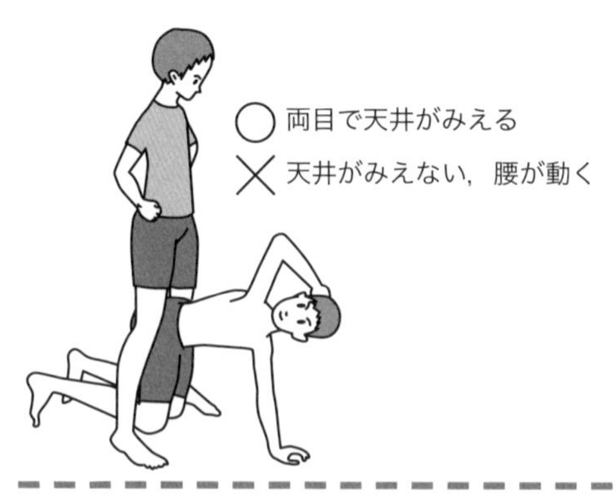

図 7　胸郭のセルフチェック

○ 10 秒間持続してしゃがめる
× 体が後ろに倒れてしまう

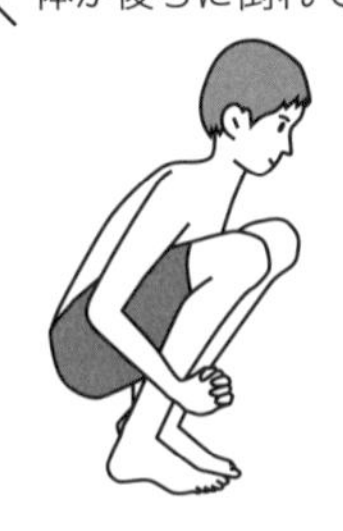

図 8　下肢のセルフチェック

前方から他の人に確認してもらい，どちらも手首の高さが左右同じであれば合格です。まげのばしをした時に肘に痛みがある場合や，投げる側の手首が高い位置にある場合は要注意です。腕の筋肉の柔軟性が足りていない可能性があります。

胸郭のセルフチェック（図 7）

はじめに四つ這いの姿勢になり，投球する側の手を頭の上に置きます。それから，上半身を投げる側へできる限り回旋させます。両目で天井をみることができれば合格です。片目でしかみられない場合や，壁しかみられない場合は要注意です。なお，ペアでできる場合は腰が動かないように支えてもらうと，代償動作（腰が動くこと）を防ぐことができます。

下肢のセルフチェック（図 8）

両足を揃えてしゃがんでみましょう。約 10 秒間バランスを崩さずにしゃがんだ状態を持続できれば，合格です。身体が後ろに倒れてしまう場合は，下肢の柔軟性が低下している可能性が高いです。

野球のためのストレッチ [11)]

肩，肘，胸郭，下肢のセルフチェックで要注意が 1 つでもあった場合に，ストレッチ（付録参照）をやってみましょう。ストレッチは 30 秒間を目安に 3 ～ 5 回，休憩をはさみながら行います。ストレッチが完了したら，再度セルフチェックをしてみましょう。繰り返し行って，痛みがあったり，要注意が改善されない場合は，異常がある可能性が考えられます。

おわりに

ただけがを予防するだけでは面白くありません。野球のけがを防ぐために野球をやっているのではなく，もちろん野球がうまくなるために練習を頑張っていると思います。しかし，けがをしてしまっては野球をすることができなくなってしまいます。野球がうまくなるためには思いどおりに身体を動かせるようになることが大事ですし，これはけがを防ぐためにも大事です。特にこどもたちは，今この瞬間にも身体が変化し続けており，身体の異常が出る可能性も低くはありません。セルフチェックを毎日の日課として実践し，自分の身体の特徴を知っておくようにしましょう。

（筒井　俊春）

参考文献

1） 柏口新二，梅村　悟，笠次良爾．運動器障害　発見，対応，そして予防まで．第 1 版．東京：柘植書房新社；45, 79, 2019.
2） 瀬戸口芳正．投球動作のメカニクスと投球障害の発症メカニズム．In: 菅谷啓之，能勢康史(編)．新版 野球の医学．第 1 版．東京：文光堂；10-18, 2017.
3） 全日本野球協会，日本整形外科学会，運動器の 10 年・日本協会．平成 27 年度少年野球（軟式・硬式）実態調査 調査報告．https://www.joa.or.jp/media/comment/pdf/2016_survey_childrensbaseball.pdf（2022 年 6 月 3 日確認）
4） 全日本野球協会，日本整形外科学会，運動器の 10 年・日本協会．平成 28 年度中学野球（軟式・硬式）実態調査 調査報告．https://www.joa.or.jp/media/comment/pdf/2016_survey_middleschool_baseball.pdf（2022 年 6 月 3 日確認）
5） 木田圭重 他：各地の検診活動，In：松浦哲也，柏口新二，能勢康史（編）．野球肘検診ガイドブック．第 1 版．東京：文光堂；185-200, 2018.
6） Fazarale JJ, Magnussen RA, Pedroza AD, et al. Knowledge of and compliance with pitch count recommendations: a survey of youth baseball coaches. Sports Health. 2012; 4: 202-204.
7） Lyman S, Fleisig GS, Andrews JR, et al. Effect of pitch type, pitch count, and pitching mechanics on risk of elbow and shoulder pain in youth baseball pitchers. Am J Sports Med. 2002; 30: 463-468.
8） Shanley E, Rauh MJ, Michener LA, et al. Shoulder range of motion measures as risk factors for shoulder and elbow injuries in highschool softball and baseball players. Am J Sports Med. 2011; 39: 1997-2006. doi: 10.1177/0363546511408876.
9） Cameron N, Tanner JM, Whitehouse RH. A longitudinal analysis of the growth of limb segments in adolescence. Ann Hum Biol. 1982; 9: 211-220.
10） Tsutsui T, Maemichi T, Iizuka S, et al. Longitudinal change of forearm-hand inertia value and shoulder musculature using dual x-ray absorptiometry in youth Japanese baseball players: implications for elbow injury. Sports. 2020; 8: 152. doi: 10.3390/sports8120152.
11） Sakata J, Nakamura E, Suzuki T, et al. Efficacy of a prevention program for medial elbow injuries in youth baseball players. Am J Sports Med. 2018; 46: 460-469. doi: 10.1177/0363546517738003.

3-2 サッカー けがから守る，けがなく楽しむ

はじめに

サッカーは，転倒や衝突などによる急性のけが（外傷）も多い一方で，成長期のサッカー選手では繰り返しのダッシュ・キック動作で発育中の運動器に負担がかかり，成長期特有のオーバーユース（使いすぎ）による慢性のけが（障害）も起こります。成長期のサッカー選手のけがの 40 〜 60％が外傷，残りが障害と報告されています[1)]。ここでは，成長期のサッカー選手に起こりやすい代表的なけがを紹介します。

● サッカーでよく起こる急性のけが

骨　折

転倒や他の選手との接触により，頭からつま先まで，体のさまざまな部位で骨折する危険性があります。サッカーでは下肢の骨折が最も多いですが，上肢（手関節や鎖骨）の骨折の頻度も高いです。

足関節（足首）の捻挫 （p.61 参照）

足関節はサッカー選手の外傷で最も頻度の高い部位で，捻挫は最も多いけがです[2)]。初めて捻挫した時の治療が特に大事で，しっかりと治す必要があります。捻挫と骨折との区別が難しいことも多いため，医師の診察を受けましょう。

膝の靱帯損傷

小学生以下で起こることはまれですが，中学生以上になると増えるけがです。サッカーにおける膝の靱帯損傷では，内側側副靱帯の損傷が最も多く，次いで前十字靱帯損傷（断裂）（p.52 参照）が多いといわれています。膝が内側に倒れこむニーイン動作（p.52 参照）が，前十字靱帯損傷を引き起こしやすい動作であ

ることがわかっており，こうした危険動作を避けるためにも，日頃から筋力を強化する必要があります。そのため，FIFAによる予防トレーニング（後述）が注目されています。

半月板損傷（外側円板状半月）(p.53参照)

膝にひねりなどの力が加わることで，半月板に傷がつきます。靱帯損傷と同時に損傷することもあります。小学生の半月板損傷はまれですが，生まれつき外側の半月板が円板状の形をしている場合は，サッカーなどの運動により半月板が傷つきやすく，膝の屈伸で痛みがあったり膝の動きの制限が起こります。このような症状があったら病院で検査を受けましょう。

骨盤裂離骨折(p.49参照)

骨盤にはいろいろな筋肉がついていますが，そこには成長軟骨があるため外力に弱く，ダッシュやキック動作によって筋肉に引っぱられて，図1のような場所に裂離骨折を起こします。

キックやダッシュの後に突然骨盤のまわりの痛みを訴えた場合には，すぐに休ませ，氷で冷やし，翌日も痛みがある場合には病院を受診してレントゲンを撮ります。多くの場合，安静で治り，サッカーにも復帰可能です。予防には，強度の高すぎる筋力トレーニングは避け，筋肉の柔軟性を高めるストレッチを行うことがすすめられます。

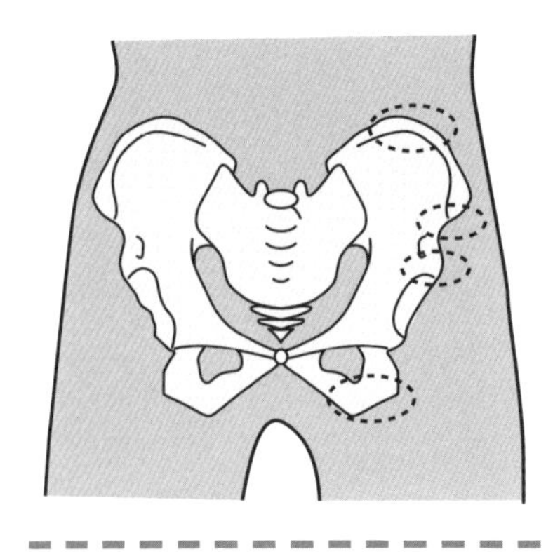

図1　骨盤裂離骨折の起こりやすい部位

肉ばなれ(p.50参照)

サッカーでは，全力疾走や急激なダッシュ，ストップ動作などでハムストリング（太ももの後ろ）の，またキック動作によって大腿四頭筋（太ももの前）の肉ばなれを引き起こします。肉ばなれが疑われる時には，RICE処置（p.3参照）の中でも圧迫を特にしっかり行います。骨盤裂離骨折との区別も難しいため，早めに病院を受診してください。

予防には，筋肉の柔軟性を高めるストレッチなどのセルフケアが重要です。

脳振盪とヘディング（p.12，2-1 も参照）

Jリーガーの脳振盪経験の割合は約30％という報告があります[3]。さらに，アメリカの中高生では，脳振盪の約30％はヘディングが原因と報告されています[4]。近年，若年代でのヘディングが脳に及ぼすリスクについての研究が盛んに行われており，アメリカやイギリスでは2016年頃より若年代でのヘディングの禁止と段階的なヘディングの導入のガイドラインが策定されました[5]。日本でも，2021年4月，日本サッカー協会技術委員会・医事委員会が「JFA育成年代でのヘディング習得のためのガイドライン（幼児期～U15）」[6]を発表し，下記のように述べて年齢に応じた段階的なヘディングの導入を推奨しています。

・1回のヘディングの頭部への衝撃は微細であるが，将来に向けて脳機能に影響するリスクがゼロとは完全に証明されていない。
・ヘディングそのもの，また二次的なリスクを回避するためにも，正しい技術の習得（ヘディング，競り合いなど）が将来に向けて必要である。

● サッカーでよく起こる慢性のけが

骨端症（p.63 参照）

身長が伸び盛りの時期には，骨の**成長軟骨**で活発に骨がつくられています。この成長軟骨に，運動によって過剰な負荷が繰り返しかかり，損傷が生じることを**骨端症**といいます。代表的なものとして**シーバー病**，**オスグッド・シュラッター病**，**ケーラー病**などがあります。

シーバー病 （p.63 参照）

小学校中学年頃（8～10歳）に多いかかとの骨端症です。後遺症を残すことはありませんが，症状軽減のため，運動後のアイシング，ふくらはぎや足の裏のストレッチ，インソール（靴の中敷き）の使用がすすめられます。

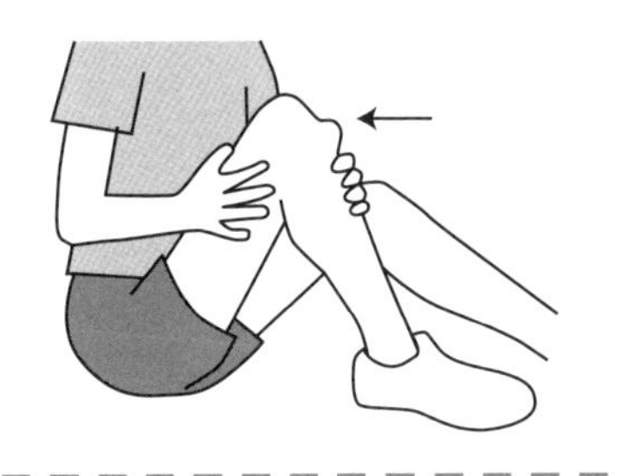

図 2　オスグッド・シュラッター病。膝下の骨が出っ張ってくる。

オスグッド・シュラッター病（p.54 参照）

小学校高学年から中学生（10 〜 15 歳）に多い膝（すねの骨）の骨端症です。骨端症が進んでくると，図 2 のように膝下の骨が出っ張った状態になります。軽症では運動時は痛みがなく，運動後に膝の痛みや違和感がある程度ですが，重症になると運動中も痛くなります。おとなになっても床に膝をついた時の痛みが残り手術になることもあるため，軽症のうちに治すことが重要です。身長が 1 年あたり 10 cm 前後伸びているような成長期ピーク時期に発症しやすく，大腿四頭筋が硬いと発症しやすいことがわかっています。サッカー選手では，特に非利き足に発症することが多く，体幹や骨盤の動きを活用せずに膝に頼ったキック動作をしている選手に発生しやすいという報告もあります。

身長が伸びている時期に，運動後に膝の痛みや違和感がある時には，膝下が出っ張ってきていないか，押して痛みがないか，チェックしてください。治療にはテーピングやサポーター，予防には運動後のアイシング，大腿四頭筋のストレッチ（付録参照），体幹の強化が有効です。

腰椎分離症（p.44 参照）

中高生（13 〜 17 歳）に多い腰の骨（腰椎）の疲労骨折です。腰を真後ろや斜め後ろに反らした時に，腰の痛みが出ます。初期にはレントゲンだけでは診断がつかないため，2 週間以上腰痛が続いた場合は，MRI 検査を受けることがすすめられます。

MRI で初期のうちに発見できれば，コルセットによる治療で骨折を治すことができます。

初期のうちに検査をせず，疲労骨折が進行して完全な骨折となり骨が分離してしまうと，残念ながら骨はもうつきません。さらにそれを放置したままおとなになると，腰椎分離すべり症に進展して慢性的な腰痛の原因となり，最終的に手術になることも少なくありません。腸腰筋（股関節の前面の筋肉）やハムストリングが硬い状態でサッカーをしていると，腰に負担がかかり，腰椎分離症を起こしやすいことがわかっています。日頃からこれらの筋肉のストレッチを心がけましょう。

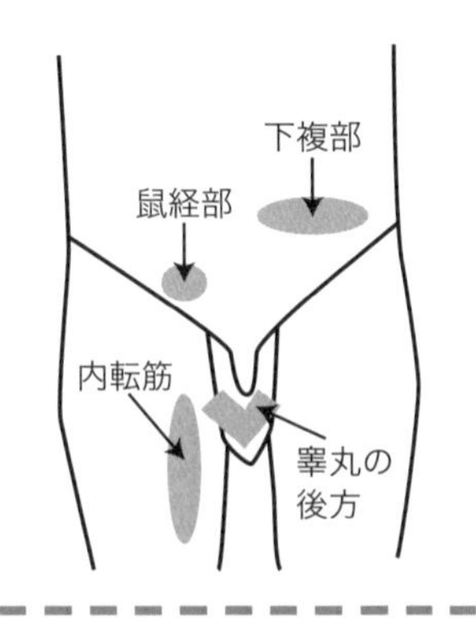

図 3　鼡径部痛症候群で痛みが出やすいところ

鼡径部痛症候群（グロインペイン症候群）(p.48 参照)

サッカー選手での発生が多く，図 3 の部位に痛みが出ます。体幹から股関節のまわりの筋力が落ちていたり，不自然な体の使い方をした結果，鼡径部周囲の可動性（筋肉や関節の柔軟性），安定性（骨盤を支える筋力），協調性（体幹と下肢の動きが効果的に連鎖すること）が低下して発生します。片脚で立ってキックをたくさんするサッカーの動作そのものが影響していると考えられています。

骨折との区別が必要なため，まずは病院でレントゲンを撮ります。骨折や肉ばなれでなければ，鼡径部痛症候群の治療を開始することになります。治療は，可動性，安定性，協調性の問題を修正するアスレティックリハビリテーションを行います。

● サッカーのけがを予防するプログラム

国際サッカー連盟（FIFA）が，サッカーのけがを予防するための 20 分間のウォーミングアッププログラム「FIFA11+」[7] を作成しています。「FIFA11+」は 14 歳以上に推奨されており，こども用（7 歳以上）には「FIFA11+ for kids」[8] というプログラムが作成されています*。海外では，「FIFA11+ for kids」を週 2 回実施してけがが 40% 減ったと報告されています [9]。

（武井　聖良）

*「FIFA11+」は JFA のホームページ（https://www.jfa.jp/medical/11plus.html）で日本語版が公開されています。「FIFA11+ for kids」は現在 FIFA のホームページでは公開されていませんが，紹介している個人のホームページがあるようですので，検索してみてください。

● サッカーをけがなく楽しむ：指導現場での取り組み

「コーチが学ぶことを止めた時，教えることをやめなければならない」という，サッカーコーチなら誰でも知っている大変有名な言葉があります。元フランス代表監督ロジェ・ルメール氏の言葉です。しかし，一昔前の日本のスポーツシーンには，「水飲むな！」「気合が足りない！」「根性なし！」というような非科学的で理不尽な鬼コーチの姿がありました。ルメール氏のメッセージとは裏腹に，学ばずに経験と勘に頼ったコーチ像があったのです。そのような課題を解決するべく，サッカー界には他競技と比較しても大変優れた指導者養成課程があります。そのカリキュラムにはスポーツ医学について学ぶ時間もあり，大変評価されています。ただ，指導者養成課程における学びだけで，こどもの身体を守るのに十分な情報量を確保することは難しいのも現状です。ですから，日々進歩するスポーツ医科学の情報を収集し，学び続けることで，コーチはこどもたちの前に立つことができているのです。そこで，コーチの立場から，痛みなくサッカーを楽しむ秘訣を紹介します。

急性のけがの予防

右を見て左を見て横断歩道を渡ったつもりでも交通事故に遭ってしまうように，十分に注意してプレーしていても相手競技者が衝突してきたりすることで急性のけがを招くことがあります。では，外傷を予防し避けることは不可能なのでしょうか。

たしかに，慢性のけがに比べたら予防は難しいかもしれませんが，外傷を防ぐための工夫はできると考えています。寝不足で疲労困憊の初心者マークのドライバーが整備不良の車で悪路を運転すれば，事故も起こりそうじゃありませんか。それと同じように，事故が起きそうなことを 1 つひとつ見落とさず，外傷を防げるような最善の準備をしておくことが大事だと思っています。

シューズ選び

サッカー選手にとって，ピッチ上の唯一の武器がスパイクです。なのに，保護者の中には「すぐに足が大きくなってサイズアウトしちゃうから」という理由で，大きめのスパイクを履かせる人がいます。そんな時には「ママもブカブカのハイヒールを履いてオシャレな街を格好よく歩くのって難しいですよね？　こどもも足に合ったスパイクを履かせてあげてほしいな」なんて話をします。一方で，こどもからは「メッシと同じスパイクだぜ！」「俺は三笘モデルさ！」というような声をよく耳にします。たしかに，あこがれのスーパースターと同じシューズを履くことは，モチベーションを掻き立てます。ですが，こどもの足の形状に合っていない場合もあるので，デザイン性よりも，その子の足に合ったスパイクを選ぶことが重要であるとも話しています。例えば，「足のサイズいくつ？」と聞かれた場合，一般的にはかかとからつま先までの長さについて答えることがほとんどです。しかし，足には横幅も高さもあるわけです。スパイクは，サッカーを上達させてくれますし，痛みから守ってくれます。一方で，足に合っていないスパイクは，上達もさせてくれませんし，痛みを生じてしまうのです。たかがスパイクですが，されどスパイクなので，外傷予防のために大事に声をかけています。

グラウンド選び

最近では人工芝などのグラウンドも増えてきて，こどもたちが快適にスポーツする環境の整備が進んでいるように思えます。しかし，土のグラウンドや草が生えて凸凹のグラウンド，滑りやすいグラウンドでプレイするこどもたちの方が多いかと思います。凍結やぬかるみなど，天候がグラウンドサーフェスに与える影響も大きく，足関節や膝などの捻挫をはじめ，グラウンドサーフェスが原因で起こる外傷も少なくないと考えています。少しでも良い環境でプレーさせてあげることは外傷の予防につながりますし，グラウンドの特徴などについても，その都度アドバイスをするようにしています。

コンディションに興味を持たせる

シューズという道具やグラウンドという環境など，外的な要因をみてきましたが，選手自身の内的な要因についても外傷の予防ができると考えています。例えば，寝不足です。寝不足は人の判断力を衰えさせ，予想外の外傷を招きかねません。逆に，良い睡眠は外傷の予防だけでなく，パフォーマンスにも良い影響があるとわかってきていて，常日頃から睡眠の大切さを伝えています。また，疲れた筋肉は健康な筋肉に比べ受傷しやすいことも想像がつきます。オーバーユースの予防と同じですが，ストレッチをすることで，疲れをとり良い筋肉に戻してあげることの大切さも話しています。そして，水分補給や栄養も外傷予防の 1 つとして考えています。栄養バランスのよい食事をとることはよい身体をつくることが想像できますし，熱中症予防の目的に限らず，水分補給はスポーツに欠かせません。コンディションを整えることに興味を持ってもらえるような声かけを，常日頃からするようにしています。

現代っ子のけがの特徴

現代のこどもたちは，けがの発生件数が減っている一方で，いざけがをすると大けがになってしまうという話を聞いたことがあります。その理由として，おとなが干渉し過ぎてしまい，けがしそうな活動を敬遠することでけがが減っているのだそうです。しかし，例えば転んだ経験が少ないので，いざ転んだ時に，昔のこどもでは想像もつかないような転び方をしてしまったりすることで，大けがになってしまうのだといいます。ですから，日頃から元気に身体を動かして遊ぶことの大切さは非常に感じています。サッカーをしているこどもたちも例外ではありません。サッカーは上手にみえるのに，でんぐり返しができなかったり，鉄棒ができなかったり，偏った運動能力のこどもも目立ってきています。その背景として，週末はチームで試合に出場し，平日は複数のサッカースクールに通うという子も多いと聞きます。身体は疲弊し，ケアもせず，偏った運動能力ばかりが育つのです。私たちのサッカークラブでは，他のサッカースクールに通うことを禁止してはいませんが，励行もしていません。むしろ，発育に合わせて週あたりの活動量をコントロールしたり，多岐にわたる運動経験をさせることで，身体を上手に扱える子に育ててあげたいと考えています。経験不足，偏った経験や疲労が外傷を招くのです。

慢性のけがの予防

サッカーは楽しいものです。だから，夢中になり自然とサッカーをやり過ぎてしまい，障害を起こしてしまうのです。困ったものです。好きで楽しいと「もっと上達したい」と思うのは当然で，上達するためにトレーニングを繰り返したくなり，気がついたら身体が酷使され，障害を招いてしまうのです。

障害を起こさないためには，トレーニングを減らせばよいのかもしれません。そうすると，障害を起こさないかわりに，残念ながら上達もしないのです。うまくなりたいけど，痛くもなりたくない。そんなこどもたちの希望をかなえてあげることこそ，コーチの大事な使命だと考えています。サッカーを上達させることは当然ですが，痛みから守ってあげることも大事な使命なのです。では，どのようにして障害から守っているのかを，みていきます。

ストレッチ

まず，慢性のけがは予防できるものだと考えています。その方法の1つがストレッチです。特に，トレーニング前後のストレッチはとても大事にしています。また「そろそろかかとが痛んできちゃうかな？」「そろそろ膝が痛くなってくるかな？」と，こどもたちの年齢や体格などのデータと，障害の特徴を整理し，「かかとが痛くなってくる年頃なので，ふくらはぎのストレッチを多めに行っておこう」などと対策を練ることで，さらなる予防が可能だと感じています。トレーニング前後のストレッチだけでは不十分だと感じていますが，グラウンド以外でのストレッチの習慣をこどもだけで身につけることはなかなか難しいものです。そこで，保護者の方にもストレッチの有用性を伝え，こどもたちが自宅でもストレッチできるよう手助けしてもらっています。ストレッチの方法については定期的にレクチャーし，筋肉の名前を覚えたりしながら楽しく学んでもらっています。（ストレッチの具体例は，付録を参照してください）

アイシング

アイシングも，障害予防のために大事な習慣の1つです。私たちのグラウンドには製氷機が設置されており，トレーニング後に誰でもアイシングできるよう準備をしています。自転車で通っている子は，帰宅後に行っている子も多いようです。アイシングの部位や方法をコーチから楽しくアドバイスすることで，こどもたちは冷いのを我慢してチャレンジしてくれています。

障害の発生と再発

ストレッチやアイシングをしていても，慢性のけがを生じてしまうこともあります。その場合，症状の原因をたどり，どのようなストレッチやエクササイズを行うことで改善されるのか，悪化を防ぐためにテーピングやサポーターをどのように用いたらよいのか，というようなアドバイスをすることで，1 日も早く競技復帰できるように導いてあげたいと考えています。

病院選びも大事だと考えています。オーバーユースによる障害はスポーツ特有のものであり，普通の生活を送っているだけでは発生しません。そのため，信頼できるスポーツ整形外科医の存在は大きいと考えています。

痛みがなくなってくるとついケアを怠りがちになり，再発してしまうことが多いのが，外傷と違う障害の厄介な点です。そこで，痛みが消失したからといってストレッチやアイシングを怠らないように，声をかけています。

痛いのは悲しい：けがをした子の心のケア

オーバーユースによる障害はケア不足で起こった可能性は否めませんし，決してほめられはしませんが，サッカーに夢中になった証だとも考えています。よそのチームで，「気合が足りないからオスグッドになったんだ！　休んでろ！」なんて怒られている子をみたことがあります。こどもたちには心があり，心はもろく傷つきやすいものです。慢性のけががある子には，さまざまな工夫や対話をすることで，モチベーションを下げたり傷つけたりしないようにしています。例えば，重症度にもよりますが，障害があるから完全にトレーニングを休まなければならないとは考えていません。トレーニングの頻度や強度，種類，回数などをコントロールして，少しでもトレーニングに参加させています。それは，パフォーマンスを維持するためでもありますが，こどもたちからサッカーを取り上げてしまうことほど酷なことはないからです。

おわりに

サッカーは世界でも大変ポピュラーなスポーツで，全世界で 2 億 6000 万人もの競技人口があるようです。特に，ヨーロッパではとても盛んです。しかし，そんなヨーロッパのある国では「サッカーは痛いスポーツだ！」などといわれているようなのです。サッカーに限らず，スポーツシーンにおいて，痛みはつきもののように考えられがちですが，できれば痛みなく楽しくサッカーしてほしいものです。そもそも人間の身体は，そんなに頑丈にはできておらず，特に成長期のこどもの体は非常にもろいのです。

年齢が幼いこどもであればあるほど，サッカーでは「蹴る」「止める」「走る」ことに目を奪われがちです。ですが，けがの予防について考えていくと，「蹴る」「止める」「走る」こと以外にも大事なことがたくさんあることに気づけます。サッカーを痛みなく楽しく行うためには，ストレッチやアイシングなどのケアを大事にし，栄養や休養を十分にとってコンディションを整え，さまざまな動きに耐えられる強くスムーズな体をつくることが大事なのです。そのためにコーチは，こどもたちの笑顔から逆算し，よい声かけを続けていくことが大事だと考えています。楽しくなければサッカーじゃありません。

（篠田　直）

参考文献

1) Faude O, Rößler R, Junge A. Football injuries in children and adolescent players: are there clues for prevention? Sports Med. 2013; 43: 819-837.
2) 川口航平，武冨修治，山神良太，他．両側に足関節捻挫の既往のあるサッカー選手の身体的特徴－ UTSSI スポーツ障害予防プロジェクト－．臨スポ会誌．2020; 28: 456-461.
3) 福嶋　洋，重森　裕，大坪俊矢，他．日本のプロサッカー競技者における脳振盪の実態調査．Neurosurg Emerg. 2020; 25: 203-210.
4) Comstock RD, Currie DW, Pierpoint LA, et al. An evidence-based discussion of heading the ball and concussions in high school soccer. JAMA Pediatr. 2015; 169: 830-837.
5) Yang YT, Baugh CM. US youth soccer concussion policy : heading in the right direction. JAMA Pediatr. 2016; 170: 413-414.
6) 日本サッカー協会技術委員会・医学委員会．JFA 育成年代でのヘディング習得のためのガイドライン（幼児期～ U-15）．https://www.jfa.jp/coach/pdf/heading_guidelines.pdf.（2022 年 6 月 13 日確認）
7) 日本サッカー協会．FIFA11+ 日本語版．https://www.jfa.jp/medical/11plus.html（2022 年 6 月 13 日確認）
8) Rössler R, Donath L, Bizzini M, et al. A new injury prevention programme for children's football--FIFA 11+ Kids--can improve motor performance: a cluster-randomised controlled trial. J Sports Sci. 2016; 34(6) : 549-556.
9) Beaudouin F, Rössler R, Aus der Fünten K, et al. Effects of the '11+ Kids' injury prevention programme on severe injuries in children's football: a secondary analysis of data from a multicentre cluster: randomised controlled trial. Br J Sports Med. 2019; 53:1418-1423.

3-3 バスケットボール，バレーボール けがから守る，けがなく楽しむ

はじめに

バスケットボールとバレーボールは比較的大きいボールを使用し，主に室内において団体で行われる球技です。バスケットボールは互いのチームが交錯しコンタクト（接触）を伴うゴール型競技で，ボールを両手でつかむことができます。一方バレーボールは，ネットを挟んで行う基本的には相手チームとの接触がないネット型競技で，ボールをつかむことはできません。このような違いがあるものの，ジャンプや切り返し動作が多く，手でボールを扱う競技であることから，けがの種類は似ています。バスケットボールとバレーボールでは，足首の急性のけが（外傷）はよく起こりますが，下肢では慢性のけが（障害）が多く，上肢では手指の外傷が多くなります。肩はバスケットボールでは外傷が，バレーボールでは障害が多くなります。

体育館を使用できる時間が限られるなどの理由で，練習前後のストレッチや体のケアに十分な時間をとることは難しいかもしれませんが，けがの予防のためにしっかりと行うようにしましょう。自宅でできるストレッチやセルフケアを習慣にすることも，けがの予防に重要です。特に身長が急激に伸びている時期や練習量が急激に上がった時期は，体が硬くなりやすいので，念入りにケアを行う必要があります。

● バスケットボール，バレーボールで起こりやすいけが

足首のけが：足関節捻挫（靭帯損傷）（p.61 参照）

バスケットボールとバレーボールで最も多い外傷は，足関節捻挫です。着地した時に他選手の足を踏んだり，切り返し動作で起こることが多いです。片足で着地すると起こりやすいので，両足で着地するように心がけましょう。足関節捻挫とは靭帯損傷のことで，どの靭帯がどれくらい損傷されるかで治療期間が異なります。最

初の捻挫は高校入学以前に起こることが多く[1,2]，ゆるさ（不安定性）が残ることが問題になることが多くあります。また，成長期には，レントゲンでわからない靱帯付着部の剥離骨折が起こることもあります。レントゲンやエコーでの評価を受けて適切な治療を受けることが必要です。十分修復しないうちに競技に復帰したり，再発を繰り返したりすると，靱帯の修復が不十分なままになり，足関節がゆるくなります（不安定性の残存）。このことが，将来的な足の痛みや周囲の疲労骨折・骨軟骨損傷などさまざまなけがの原因になっていきます。特に，最初に捻挫を起こした時に，適切な固定による靱帯組織の修復と早期の足関節背屈可動域訓練が重要です。また，再発予防のためにサポーターの使用も検討してください。

膝のけが：ジャンパー膝とオスグッド・シュラッター病 （p.54 参照），前十字靱帯損傷 （p.52 参照）

成長期のバスケットボール・バレーボール選手の膝の痛みで多いのは，オスグッド・シュラッター病です。高校生になるとジャンパー膝（膝蓋腱炎，膝蓋腱症）が多くなっていきます。予防のためにはストレッチが重要です。練習後や動き始めに痛みを感じる場合は，テーピングやサポーターを使用し，練習後にアイシングを行ってください。練習中に痛みが続いたり，安静時や就寝時に痛みが出たりした場合は，病院を受診して病状の評価を受けてください。

中学生以降で最も注意が必要な膝の急性のけがは，前十字靱帯損傷です。着地や切り返しの時に，膝が内側に入ってひねることで起こります。16～17 歳が受傷のピークですが，中学生でも相当数起こり，特に女子では中学２年生から徐々に増加します[3]。低い年齢から１つの種目だけを行うことが多くなったことで，前十字靱帯損傷が低年齢化しているとも指摘されています[3]。靱帯再建術の手術が必要になりますが，成長軟骨

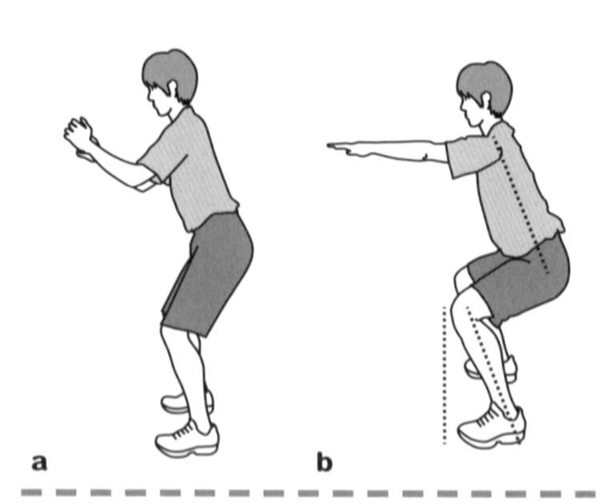

図 1 アスレティックポジション（パワーポジション）（**a**）とスクワットの良い姿勢（**b**）

層が残っている場合は手術を遅らせる場合があります。予防には，太ももやお尻まわり，体幹の筋力トレーニングやバランストレーニングなどが有効です。また，両足着地や，トレーニングの際に膝を十分曲げて体幹を前に傾ける姿勢（図1）を心がけましょう。

腰のけが：筋筋膜性腰痛，腰椎分離症 (p.44 参照)

腰痛の原因として最も多いのは，成長期特有の体の硬さと使いすぎによる**筋筋膜性腰痛**です。また，ジャンプや腰をひねったり反ったりする動きが多い競技では，**腰椎分離症**（腰椎の疲労骨折）のリスクが高くなります。腰を反った時の痛みが強くなった場合は，病院を受診してください。特に腰椎の疲労骨折の初期はレントゲンではわからないので，MRI や CT などの検査が必要になることがあります。疲労骨折は，進行すると治るまで時間がかかったり，治らず分離したままになったりするので，早期発見が重要です。これもハムストリングなどの体の硬さがリスクになります。練習前後にストレッチを十分行う習慣をつけましょう。

手のけが：突き指 (p.41 参照)，骨折 (p.42 参照)

突き指は，ボールが指に当たって受傷する指のけがの総称で，骨折，骨端線損傷，脱臼，靱帯損傷などを含んでいます。男子バレーボール代表選手の手指障害の調査では，85.7%の選手に突き指の経験がありました[4)]。突き指は，ありふれたけがと軽くみて医療機関を受診しないケースもみられますが，成長期に多い骨端線損傷や，靱帯に引っ張られて起こる剥離骨折など，レントゲン検査をしないとわからないけががあります。患部をしっかり冷やして挙上し，病院できちんと診断を受けてください。診断によって治療法や治療期間が異なります。軽度の靱帯損傷であれば，バディーテーピングといって，受傷した指の隣の指とともにテーピングで固定します。正しい治療を受けないと，関節の可動域制限，不安定性や痛み，変形などの障害が残ることがあるので，突き指を軽視しないようにしましょう。

● バスケットボール，バレーボールのけがを予防するための点検

柔軟性のチェックとして，踵をつけてしゃがめるか（図2），うつ伏せで寝て

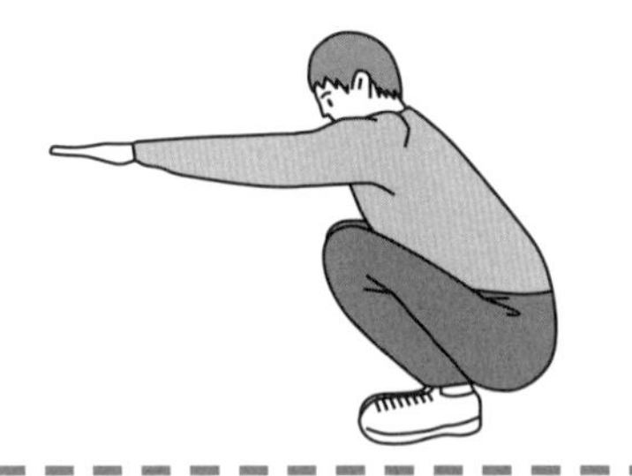

図 2　足首の硬さのチェック。踵をつけてしゃがめるか。

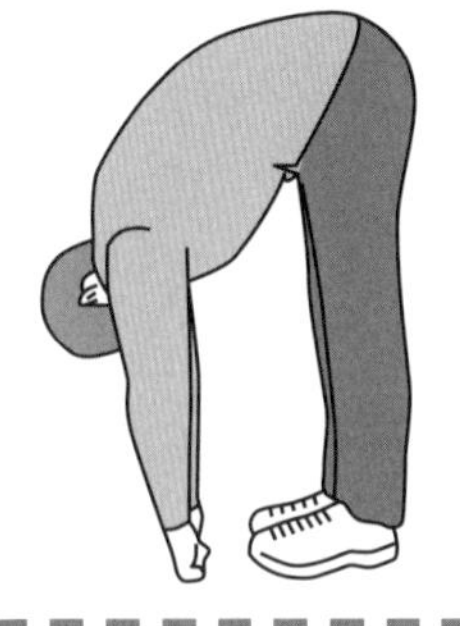

図 4　太もも裏の硬さのチェック。手が床につくか。

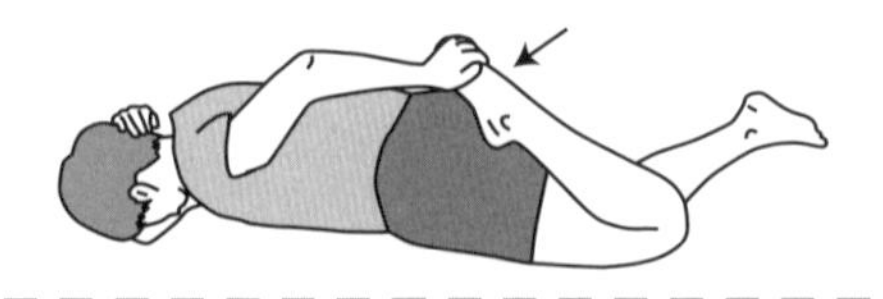

図 3　太もも前面の硬さのチェック。踵がお尻につくか。

踵がお尻につくか（図 3），体前屈で手が床につくか（図 4）などがあります。これらができない人は，ストレッチを徹底してください。

● バスケットボール，バレーボールのけがを予防するための取り組み

ここでは，バレーボールで用いられる，障害予防を意識したウォームアップの例を示します（図 5 ～図 7）。

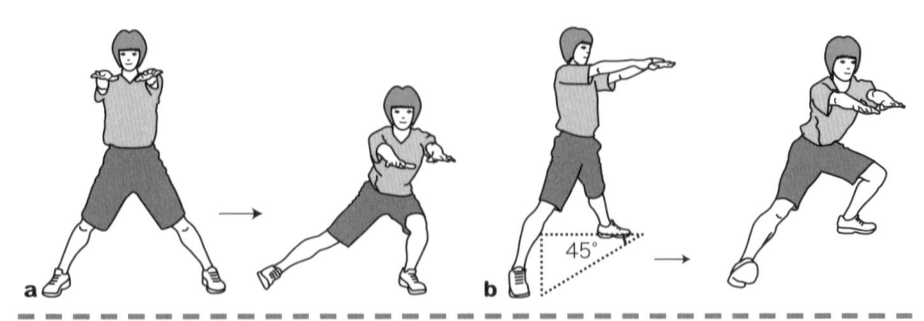

図 5　**a**：ラテラルスクワット：足を開いて立った姿勢から，片方の足に体重をかけてスクワットする。図 1 の姿勢を意識して行う。**b**：ローテーションスクワット：つま先を 45° の角度に開いて立ち，片方の足に体重をかけてスクワットする。スクワット動作は股関節の可動性を高め，ディグ（レシーブ）の姿勢にもつながる。

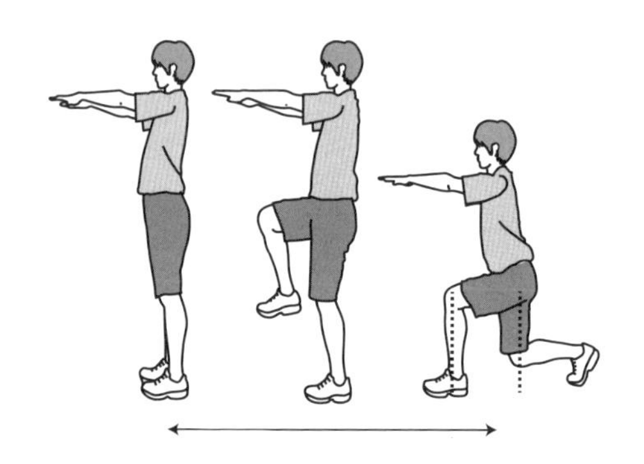

図6　バックワードランジ。後ろに1歩踏み出すランジ動作。つま先と膝を同一の方向に向ける。足趾の背屈強制（ストレッチ），ウインドラス機構，つま先支持によるバランスなどの効果が期待される。

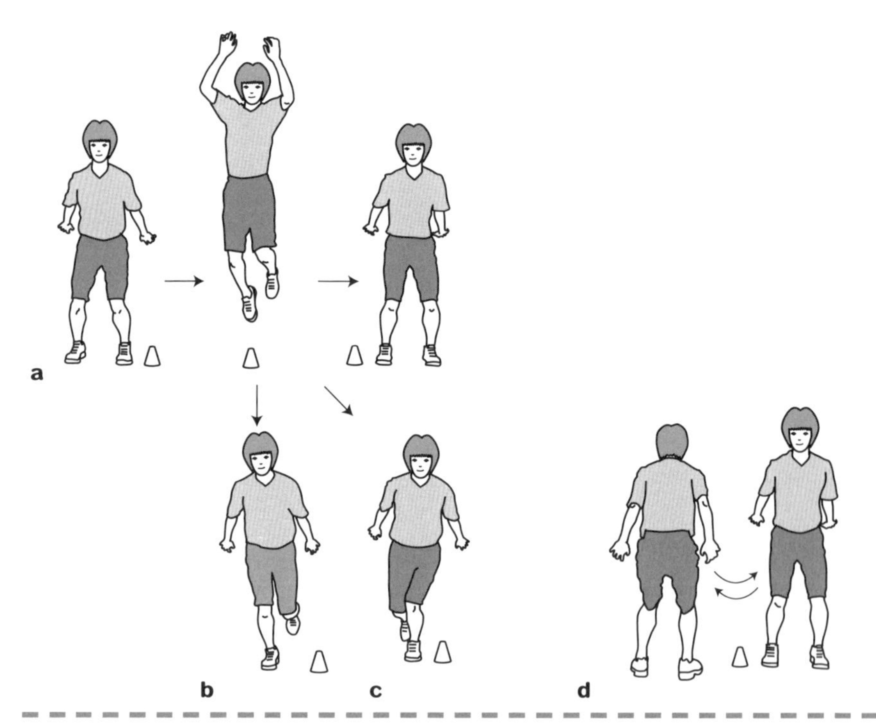

図7　ラテラルホップ：両脚着地（**a**），片脚着地（**a**と同様にホップしてから片足で着地する）（**b，c**），回転（**d**）。足関節，膝関節，股関節のトリプルフレクション，膝をつま先と同じ方向に向けることを意識する。

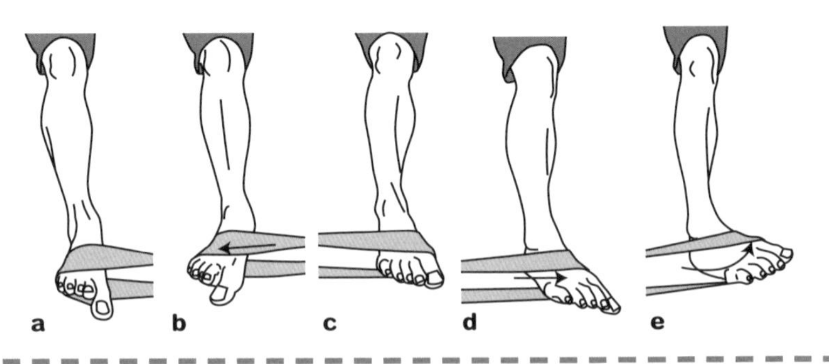

図 8　捻挫の再発予防のための足関節周囲筋のチューブトレーニング。足関節外返しトレーニング（**a**，**b**）と足関節内返しトレーニング（**c**～**e**）

また，足関節捻挫後の再発予防の基本は足関節周囲筋のチューブトレーニングです(図 8)。捻挫をしたことがある選手は，再発を予防するために行いましょう。

日本バスケットボール協会ではジュニア向け外傷予防プログラムを作成しホームページで紹介しています（http://www.japanbasketball.jp/news/8728）[1,3]。また，日本バレーボール協会では，障害予防についてまとめた『漫画:バレーボール 119 番』[5] を作成しています。さらに，バレーボールで多いけがとその対処法をホームページで紹介していますので，参考にしてください（https://www.jva.or.jp/play/health_care/）。

（福田　直子）

● バレーボールをけがなく楽しむ

バレーボールには，その競技特性から，打つ，はじく，急な前後左右への動き，急なストップ，ジャンプ，床を滑る，転がる，低い体勢を維持するなど，多種多様な動きがあり，それに伴ってけがも多岐にわたって発生します。

多様な動きは，バレーボール競技の基本的な技術がもとになっています。バレーボールの基本技術は，一般的に①**サーブ**，②**サーブレシーブ**，③**トス**，④**アタック**，⑤**ブロック**，⑥**ディグ**（強打のレシーブ）の 6 つに分類され，ゲームの中で次のように展開されます。

①サーブ　→　②サーブレシーブ　→　③トス　→　④アタック
　　　　　　　　　　　　　　　　　　　↑　　　　　　↓
　　　　　　　　　　　　　　　　⑥ディグ　←　⑤ブロック

ゲームの中でラリーが続くと，「⑥ディグ→③トス→④アタック→⑤ブロック→　⑥ディグ…」のように，技術（スキル）が鎖がつながるように展開することから「**スキルチェーン**」と呼ばれています。基本的には，このスキルチェーンの展開に沿って，発生する代表的なけが，そしてそれを防ぐ方策について書くことにします。ただし，サーブレシーブ，ディグはまとめてレシーブとして，トスはオーバーハンドパスとまとめたいと思います。

サーブ

サーブでのけがは，大多数が肩のけがです。オーバーユースもありますが，技術導入プロセスの問題もあります。

サーブはその打ち方から「アンダーハンドサーブ」「サイドハンドサーブ」「オーバーハンドサーブ」「ラウンドハウス」に分けられます。よく「フローターサーブ」という言葉を耳にし，こどもたちもフローターサーブを打ちたいといいますが，このフローターサーブは元々はサーブの打ち方ではなく，フロートするサーブのことであり，変化の球質を表わしたものです。しかし，今ではオーバーハンドで打つサーブをまとめてフローターサーブと呼ぶことが市民権を得ている感があります。

サーブでボールを飛ばす主たるエネルギー（体のどの部分の動きによるか）は，腕のスイング，体重の移動，股関節の捻転です。その中でも，最もパワーがあるのが股関節の捻転で，次に体重移動，腕のスイングとなります。

こどもたちは，バレーボールを始めて少したつと，オーバーハンドでサーブを打ちたがります。それは何といっても，上級者やトップアスリートは，ジャンプをするかどうかは別として，ほとんどがオーバーハンドで打っており，その打ち方で打つことが 1 つのステータスのように感じているからです。また，オーバーハンドで打つと，打つ方向に体が正対しており，安心感もあります。

ところが，オーバーハンドサーブは，前述したエネルギーの腕のスイング（腕の振り）を主に使う打ち方であり，それもスイング幅などが限定され，肩や肘に負担がかかります。一定の筋力がなければ体への負担が大きく，フォームも無理のあるものになり，結果として安定して入ることが難しくなるなど，マイナス面が大きくなります。ですから，サーブの導入は，体重の移動と腕の大きいスイングが容易なアンダーハンドサーブから始めるのがよいと思います。

良いサーブの３要素は,「方向（狙った所に打てる)」「変化」「スピード」ですが，まず第１の要素である方向もクリアできるアンダーハンドサーブから始めます。それが安定してきたら，股関節の捻転を使ったサイドハンドサーブへと移行していき，最後にオーバーハンドサーブに発展させていきます。そのオーバーハンドサーブも，最初からエンドラインで打たせるのではなく，近い距離から徐々に遠くしていくべきです。

指導者にとっては，どの時期からオーバーハンドサーブを打たせてよいかという問題もあります。一様に移行するのではなく，個々人の発達段階に応じることが大事になります。例えば,「エンドラインからボールを放り投げ，ネットを越えて相手コートのアタックライン付近まで届くようになったら，打たせる」などという目安を持つことです。

このように，こども個々人の発達段階と技術の特性を考え，習得のプロセスを大事にすることが，けがの予防につながります。

また，利き腕ばかりで練習させるのではなく，右利きの子には左でも打たせることが重要です。このことが，身体のバランスを保ち，けがの予防にもつながっていきます。

レシーブ

バレーボールで起こるけがでは，レシーブによるけがが最も少ないといえるでしょう。その中で比較的多いのは，床ギリギリのボールをレシーブしようとしての打撲です。この打撲を防ぐためにはスキルアップが必要ですが，初心者にいきなりそれは望めないので，まずは防具として膝と肘のサポーターをつけることです。このことによって打撲はかなり少なくなります。

次に，柔軟性を高めることです。これは，バレーボールに限らずどの競技でも同じだと思いますが，身体の柔らかさがけがを防いでくれるのはいうまでもありません。特に，身体の硬い現代のこどもたちには必要だと思います。

さらに，現代のこどもは動きの際に足の指のグリップ力が弱かったり，偏平足だったりで，スムーズな足運びができずけがにつながることもあります。そこで，裸足での準備運動を取り入れることも，けがの予防につながります。ただし，やりすぎて足底筋を痛めてしまうこともあるので，注意しなければなりません。

また，一見高度な技術と思われがちな「スライディングレシーブ（パンケーキも）」や「ローリングレシーブ」を早めに教えてあげることも重要です。これらの技術は神経系の技術で筋力を比較的必要としないので，小さいこどもでも容易に覚えられるし，けがの予防にも役立ちます。

また，倒立や腕立て側転など，逆さ感覚を体験させることもけがの予防につながります。

オーバーハンドパス（トス）

オーバーハンドパスで最も多いけがは，突き指です。この突き指が怖くてバレーボールに親しむことができないというこどもも少なくありません。こどもたちにとって，硬くて重いボールを指先ではじくというのは，恐怖心もありとても難しい技術なのです。

こどもたちがオーバーハンドパスで突き指をしてしまう原因としては，まず，ボールを扱う指の部位が違う場合があります。本来であれば，第１関節の指の腹の部分で扱うのですが，腹の部分ではなく指先がボールと衝突してしまい，突き指をするケースが多くみられます。導入の段階で，指の腹の部分で「床にボールをつく」「壁に向かってボールをはじく」などを行い，その感覚をつかませることが必要です。

次に，「遠くへ飛ばそう」「高く上げよう」という思いで，ボールと衝突してしまう場合があります。本来，ボールを遠くへ飛ばしたり，高く上げたりするためには，脚や肘，手首などのバネを集合させてボールに伝えるのですが，それをできない段階では，腕だけの力でボールをはじこうとして衝突し，突き指をしてしまうのです。最初の段階では，ボールを遠くへ飛ばさせたり，高く上げさせたりするのではなく，柔らかく扱うことを中心に指導すべきです。

また，ボールが飛んできた方向に返すようにパスするのは，それなりのパワーが必要ですが，自分が中継点となってボールを扱うようにすると，さほどパワーを必要としないでボールをパスすることができます。つまり，バックパスから始めるということです。

その他，衝突を避け，ボールと指の接触時間が比較的長めのジャンプパスからの導入も，突き指防止には効果的です。

バックパス，ジャンプパスというと，高度な技術のように思われがちですが，これらもさほど筋力を必要としない技術なので，工夫次第でこどもたちは容易にできるようになります。サーブ同様，指導のプロセスを工夫することにより，突き指を防止することができるのです。

アタック（スパイク）

バレーボールの技術の中で最もけがが多いのが，このアタック（スパイク）です。アタックとスパイクは，明確に区別して使われていない実態があります。本来，サーブ以外の相手コートからネットを越えて自コートに返球されるボールはすべてアタックヒットで，その中の強打がスパイクです。けがとの関連でいうと，アタックヒットの中ではスパイクが圧倒的に多いので，ここではスパイクに限定して取り上げることにします。

スパイクというスキルを1つの製品と考えると，その製品のもとになっている部品がいくつかあります。それを「**サブスキル**」といいます。スパイクのサブスキルには，位置取り，助走，空中動作，スイングなどがありますが，まずけがと直結するスイングについて書くことにします。

スパイクのスイングには「ストレートアームスイング」「ボウアンドアロウ」「サーキュラー」の3つの型があります。大事なことは，どのスイングでも「ゼロポジション」でボールをヒットするということです。**ゼロポジション**は，肩甲棘と上腕骨が一直線になるポジションであり，腕の角度が上におよそ140°，前へ30°の位置といわれています。しかし，この位置をこどもに伝えるのはなかなか難しいので，ハンモックアームやガッツポーズなどを例にして指導すると比較的わかりやすいです。このゼロポジションでヒットすることが，肩への負担も軽く，スイングスピードも速くなります。よく「高いところで打ちなさい」という指導者がいますが，この「高いところ」という言葉が落とし穴になり，肩を痛めたりフォームを崩してしまうこともあります。

「**ストレートアームスイング**」は，腕を前方から上にまっすぐ伸ばした状態で上げ，肘が耳の横に来たら腕を折りたたみ，背中から頭の上を通過させヒットするというクラッシックなスイングで，今でもジュニア世代の女子はこのスイングが最も多いです。このスイングの技術的なリスクもありますが，ここではけがとの関連についてだけ述べます。

まず，「背中から頭の上を通過させ」というところで，前述したゼロポジションでヒットできないということです。このスイングでゼロポジションでヒットさせるためには，腕を上げ肘が耳の横の位置まで来た時に，肘を開かなければなりません。この肘を開くという動きがポイントとなります。この肘の開きがなく高い打点で打とうとすると，こどもたちはゼロポジションで打とうとして，自然に左肩を下げて（右利きの場合）ヒットします。そして，そのまま片足で着地してしまい，その片足に負担がかかりけがにつながることがあります。

次に，強いスパイクを打つためには，腕の振りだけでなく身体全体を使うことが必要です。特に股関節の捻転パワーが重要となりますが，このストレートアームスイングは，腕をまっすぐ振り上げまっすぐ振り下ろすという動作であるため，股関節の捻転を使いにくくなっています。そこで，選手はパワーを生み出すために体をエビのように反り，そして戻すという動作を行うようになります。この反り戻すという動作が腰に負担をかけ，腰椎分離症（p.44 参照）になってしまうというケースもあります。

また，打点を高くしようとして，ボールをヒットしたらそこで止めるように指導する指導者もいますし，そのようにスイングするこどももいます。自然の流れでのフォロースルーがないのです。この止めるスイングはどのスイングでもみられますが，特にストレートアームスイングの場合が多いように思います。このようにヒットしたところで止めてしまうと，肘の関節が餅つきのような状態になり，けがにつながってしまいます。けがの予防のためには，自然の形でゼロポジションから D2 ライン（対角線上に結んだライン）に沿って動かすことが必要です。

これは，ストレートアームスイングに限らず他のスイングでもそうなのですが，フォロースルーの際，D2 ラインとは逆の方に腕を振らせる指導者がいます。それも，体側からかなり離れた位置に強く振らせます。これは，肩の前側の筋肉が強く引っ張られる状態になり，けがにつながります。

「**ボウアンドアロウ**」は，その名のとおり弓を引くような動作でバックスイングするという打ち方です。ボールを投げる動作に類似していることもあり，男子が好む傾向があります。

このスイングは，理想的には下半身の動き（股関節の捻転）と連動して腕が弓を引くような動きを行うのですが，下半身を止めたまま腕だけを動かすこどもが多く，肩や肘に負担がかかりけがにつながるというリスクがあります。またこのスイングでは，バックスイングのトップの時（バックスイング終了時）に両肩と肘が一直線になっていること（通称 SSE ライン）が大事なのですが，肘を引きすぎてしまったり，肘が肩より下がってしまうケースがよくあります。こうなると，肩に負担がかかり，肩甲骨の内側の筋肉を傷めてしまうリスクがあります。けがを予防するためには，上から見ても横から見ても，肩・肩・肘が一直線になるようにバックスイングすることが大事です。

「**サーキュラー**」については，こどもがこのスイングをすることはほとんどないので，ここでは省略します。

スイングの型にかかわらず，スパイクにおけるけがで多いものの 1 つに，膝のけががあります。フォームの問題もありますが，オーバーユースによるものがほとんどです。ジャンプのしすぎによって，ジャンパー膝やオスグッド・シュラッター病（p.54 参照）になってしまうケースも少なくありません。ウォームアップやクールダウンでストレッチをしっかり行うことはもちろんですが，ジュニアの時期はジャンプの回数制限を設けるなどの予防策も必要となります。

ブロック

ブロックにおける代表的なけがは，手を出した時の突き指と，ジャンプ着地時の捻挫です。

ブロックでの手の突き出し方の練習を行う時は，正しいフォームの指導はもちろんですが，指を保護するために軍手などをつけて行うと，けがの予防に有効です。

着地時の捻挫は，スパイカーと互いの足がセンターラインを越えて踏み出し，その足の上にのってしまい，起こるケースが多いです。これを防ぐために，床上 20 ～ 30 cm のところに支柱から支柱へゴムを張って練習する方法があります。ゴムを 1 本張るだけでこどもたちの意識はかなり変わり，相手コートへ踏み出すことが少なくなります。

おわりに

ジュニア世代のけがは，対象の分析の甘さによるところが大きいです。対象とは，1 つはバレーボールという競技とそのスキルの特性であり，もう 1 つはジュニア世代の身体的・精神的発達特性です。これらを十分に理解し，指導にあたることによって，かなりのけがを防ぐことができます（スキャモンの発育曲線，マズローの欲求 5 段階説など）。

最後に，**ハインリッヒの法則（1：29：300 の法則）**というのがあります。アメリカの労働災害の研究者であったハインリッヒが発表したもので，1 つの大きな災害の陰には 29 の小さな災害があり，29 の小さな災害の陰には，形には現れないがハッとしたりヒヤリとした 300 の災害要素があるというのです。この 300 の要素に気がつき，それをどう受け止めるかが，災害を未然に防ぐことができるかどうかにかかわってくるといいます。こどものスポーツにおけるけがも，この法則に当てはまるのではないでしょうか。

（工藤　　憲）

参考文献

1） 中山修一．バスケットボールにおける外傷・障害統計．臨床スポーツ医学．2022; 39: 62-66.
2） 福田直子，小柳好生，林　光俊．成長期スポーツ外傷･障害予防への取り組み　各論 3．バレーボール　女子選手の足関節捻挫とその予防法．臨床スポーツ医学．2016; 33: 1052-1058.
3） 津田清美，三木英之，大槻玲子．ジュニア期女子バスケットボール選手に対する膝外傷予防法の検討　平成 27 年度日本体育協会スポーツ医・科学研究報告 I ジュニア期におけるスポーツ外傷・障害予防への取り組み－第 3 報－．16-34, 2015.
4） 橋本吉登，林　光俊，内倉長造．ナショナルチーム男子バレーボール選手の手指障害調査．整スポ会誌．2012; 32: 482.
5） 日本バレーボール協会．バレーボール 119 番．東京；野ばら商事．

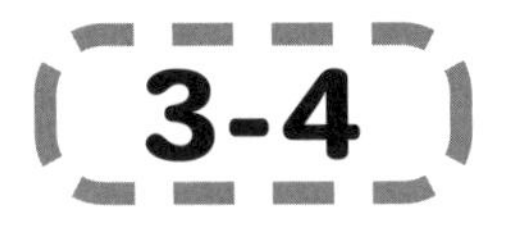

柔道
けがから守る，けがなく楽しむ

● 柔道の歴史から安全を考える

日本で生まれ，世界中の人々に親しまれている柔道は，その創始以来，互いの技を競い合い，心身を鍛え，誰もが安全に取り組めるよう，様々な創意工夫がなされてきました。柔道をするこどもの身体を守るにあたり，まずはその歴史を少し振り返ってみましょう。

柔道は，明治時代に「柔術」を学んだ嘉納治五郎によって創始されたものです。当時の柔術諸流派には，のどをつくような当身技や関節技，武器を使う技など，相手に大きなダメージを与えるものが多く含まれていました。嘉納は，そのような危険な技を禁止することによって安全を確保し，柔道として独自の技の体系を整備しました。また，相手の技の衝撃をやわらげ，自分の身を守る方法としての**受け身**を，指導法の中に明確に位置づけました。初心者が受け身を段階的に身につけることによって，互いの技を安全に競い合えるようにしたのです。さらに，柔道衣についても工夫を加えました。初期の柔道衣は，袖や裾が短く，肘や膝がすりむけて傷が絶えなかったといいます。そこで，柔道衣を大きくすることによって，すり傷などのけがを予防するとともに，大きな柔道衣を巧みに利用した豪快な投げ技（背負投，内股など）が次々と生まれ，柔道の技の発展に大きく貢献することになりました。

このように柔道は，安全を確保するための様々な工夫がなされ，今日まで受け継がれてきました。しかし，多くの人がイメージする柔道は，未だ安全性への不安が拭えていません。では，どのような場面でどのようなけがが多いのでしょうか。また，そのようなけがを防ぐためには，どのような手立てが必要なのでしょうか。

● 柔道のけがの特徴

柔道のけがに関する統計資料をみると，けがの発生率は10～30%と報告されています[1)]。また，18歳未満のこどもの柔道において，けがが発生しやすい身体の部位は，肩/上腕（19.1%），肘/前腕（14.9%），下腿/足首/足（16.0%）となっています（表1）[2)]。肩のけがのうち，肩鎖関節や胸鎖関節の**脱臼**（p.32参照）は，巻き込まれて肩から落ちた場面で発生しています[3)]。手首の**骨折**や肩・肘の（**亜**）**脱臼**は，投げられた時に受け身がとれずに畳に手をついて受傷しています[3)]。すね（下腿）の**打撲**は，足払で相手の足が当たることや受け身で畳に足をぶつけることで発生しています[4)]。足首の**捻挫**（p.61参照）は，立位での攻防の中で足首にひねりのストレスがかかり発生しています[1)]。その他に，手指の骨折が多く発生していることも特徴的です[4)]。

表1　柔道でのけがの発生部位

発生部位	割合
頭部	6.6%
顔面	7.1%
頚部（首）	9.7%
体幹	6.9%
肩/上腕	19.1%
肘/前腕	14.9%
大腿/膝	8.4%
手/手首	11.3%
下腿/足首/足	16.0%

（文献2より改変）

柔道では，頭部のけがは命にかかわる場合があります。実際，2003～2018年度の16年間で，柔道部活動において31件もの**頭部外傷**（p.12参照）による死亡・障害事故が報告されています[5)]。脳は頭蓋骨と硬膜に守られ，脳脊髄液の中に浮かんだ状態にありま

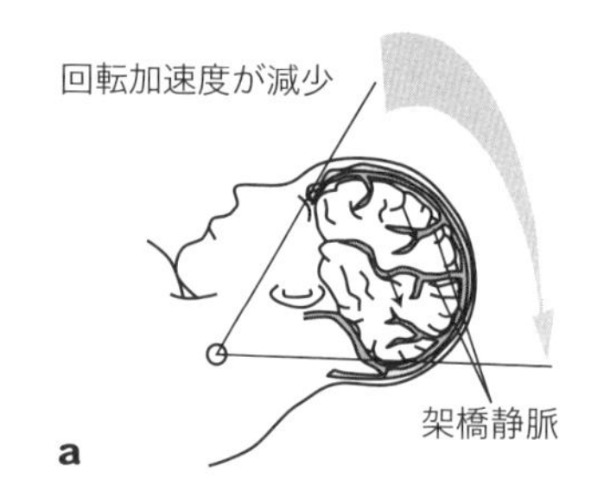

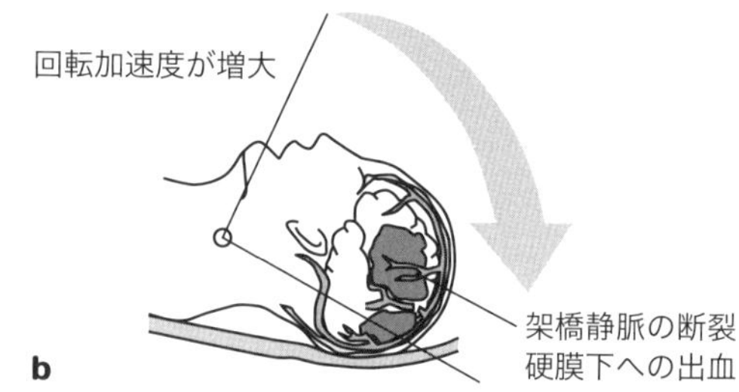

図1　正しい受け身（**a**）と未熟な受け身（**b**）。正しい受け身をとれないと後頭部を打撲し脳に出血が生じることがある。（文献3より引用）

すが[3]，頭部に回転加速度が加わることで，硬膜につながる静脈が切れて出血が生じます（**急性硬膜下血腫**）（図 1）[3]。さらに，血腫の量が多いと脳を圧迫し，生命が危機にさらされます。頭部に大きな回転加速度が加わる典型的な状況として，大外刈りで投げられた時に，正しい受け身をとれずに後頭部を畳に打撲した場合を挙げることができます[3]。また，このような頭部外傷は，日常の練習時に，特に中学 1 年生と高校 1 年生の初心者に多く発生しています[3]。そのため，柔道初心者が練習に参加する場合には，その技能レベルに応じた段階的な指導が不可欠です。

● 自分の身体を守る方法

柔道でけがから自分の身体を守る方法として最も大切なのは，柔道に特徴的な「**受け身**」です。受け身は，相手に投げられた時の衝撃をやわらげたり，自分から倒れた時にけがを防いだりするために，初心者が最初に身につけるべき技の 1 つで，「後ろ受け身」「横受け身」「前回り受け身」「前受け身」があります。

命にかかわることのある頭部のけがから身体を守る方法は，「**後ろ受け身**（図 2)」が要となります。「後ろ受け身」は，後ろに倒れながら体を丸め，頭を打たないように転ぶことで，転倒の衝撃をやわらげる技であり，後頭部を保護するという点では日常生活にも応用できるものです。「頭が地面に当たらないように首

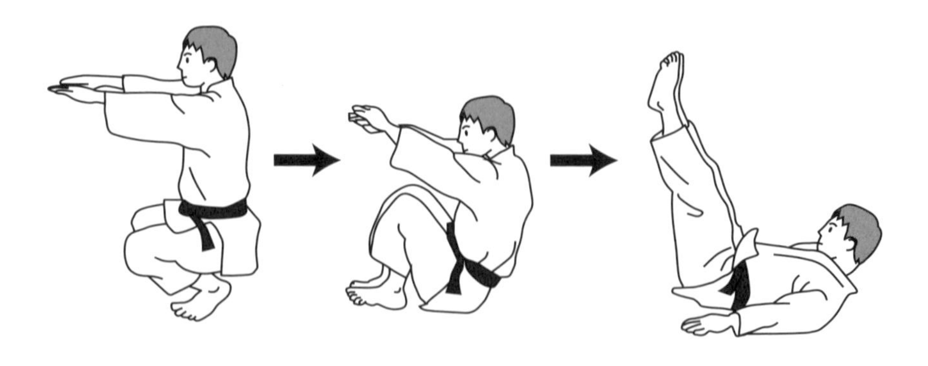

図 2 後ろ受け身。後ろに倒れながら体を丸め，頭を打たないように転ぶ。首を起こし，衝撃が分散するように地面を手でしっかりと打つ。（文献 8 より引用）

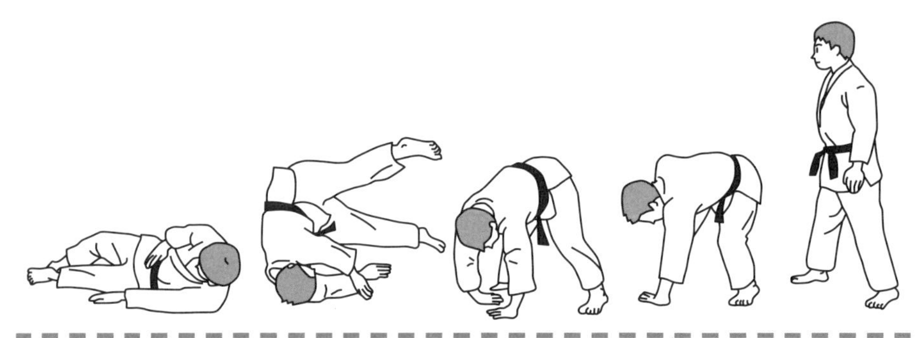

図3　前回り受け身。両足が床から離れて身体が空中に浮いた状態から床に落下する時に，身体を丸くし，手と足で床を叩くことにより，投げられた衝撃を分散，吸収させる。（文献8より引用）

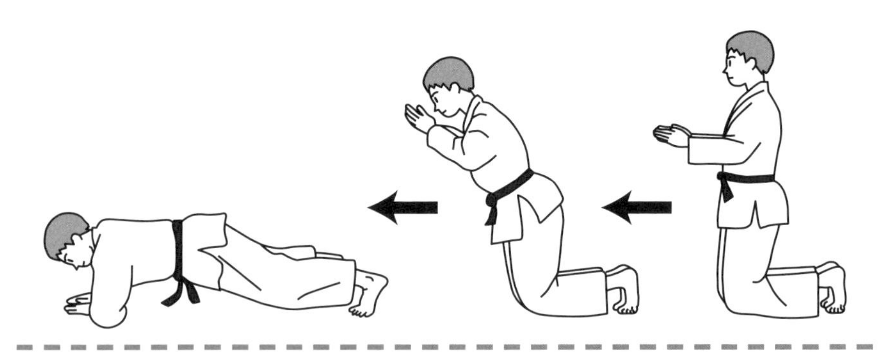

図4　前受け身。肘を曲げて手のひらを顔の前に持っていき，手のひらと腕全体で勢いよく地面を叩くことで，顔面や頭，胸を守る。（文献8より引用）

を起こし，衝撃が分散するようにしっかりと地面を手で打ち，短い距離で回転する」[7] 動作が必要となります。この動作ができていないと，投げられた時の回転加速度が大きくなり，後頭部を畳に強くぶつけることになります。それが前述の統計資料にみられる命にかかわるけが（急性硬膜下血腫）につながるのです。

「受け身がとれずに畳に手をつく」ことで発生するけがを防ぐには，「**横受け身**（図5参照）」や「**前回り受け身**（図3）」「**前受け身**（図4）」を正しく身につける必要があります。相手に投げられた時にタイミングよく「横受け身」をとったり，バランスが崩れて自ら倒れる時に「前受け身」や「前回り受け身」をとることで，肘や前腕，肩への衝撃をやわらげ，けがを防ぐことができます。また，「受け身で畳に足をぶつける」場面では，「横受け身」をとる時に，手で畳をたたくだけでなく，手と脚の両方で受け身をとる（畳をたたく）ことを意識することで，すね（下腿）の打撲を防止することができます。

柔道のけがから自分の身体を守るためには，こども自身が正しい受け身を段階的に身につけることはもとより，こどもの成長を願う指導者や保護者の役割も大変重要です。指導者や保護者が，こどもの体力，相手との体格差や技能差，当日の体調などに十分配慮し，個人に応じたていねいな指導を徹底することが不可欠なのです。

相手の身体を守る方法

柔道は，相手と直接組み合って技をしかけ，投げたり抑えたりする対人的な競技です。安全で正しい受け身を身につけていても，投げる側の技のしかけ方によっては，危険な場面が生じ，けがをしてしまうことがあります。代表的な場面として，「巻き込まれて肩から落ちた時」に発生する肩や上腕のけがが挙げられます。このような危険な場面は，「横受け身」や「前回り受け身」がうまくできるだけで防げるわけではなく，投げる側の技のしかけ方によるところが大きいです。投げる側が相手を巻き込むことによって，互いに同体となって倒れ，受ける側は受け身をとることができません。このような非常に危険な場面をなくすためには，初心者の段階では「巻き込む」ような技を禁止し，投げる側が相手の倒れる勢いをコントロールする必要があります。投げる側は，柔道衣をしっかり握って相手を引き上げ，安全に受け身をとらせます（図3）。柔道では，自分の安全を守ることに留まらず，競い合う相手の身体を守る方法も身につけておかなければなりません。自分と相手の身体を

取りは引き手または両手で
受け，上体を引き上げ
受けの頭が激突しないように配慮する
引き手を離し
畳をたたいて
受け身をとる
受けは顎を引き
頭を前屈することで
後頭部の激突を防ぐ

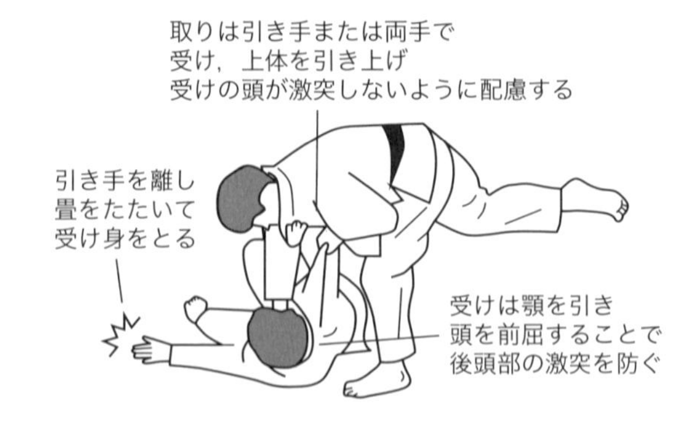

図5 投げる側は，相手の柔道衣をしっかり握って引き上げ，安全に受け身をとらせる（図は横受け身）。
（文献6より引用）

守る技を身につけることが，相手を思いやる気持ちを大切にする柔道「精力善用，自他共栄」につながるのです。

私たちが受け継いだ柔道は，相手にダメージを与える技を禁止し，受け身を体系化し，柔道衣の工夫を重ね，安全につくり変えてきた世界に誇る日本の文化です。その大切な文化を未来に向けてさらに継承・発展させていくためには，正しい技を身につけ，皆が安全に安心して練習できるよう，工夫し改良し続けていく必要があります。

参考文献

1) Pocecco E, Ruedl G, Stankovic N, et al. Injuries in judo: a systematic literature review including suggestions for prevention. British Journal of Sports Medicine. 2013; 47: 1139-1143.
2) Yard EE, Knox CL, Smith GA, et al. Pediatric martial arts injuries presenting to emergency departments, United States 1990-2003. Journal of Science and Medicine in Sport. 2007; 10: 219-226.
3) 全日本柔道連盟．柔道の安全指導　柔道の未来のために．第 6 版．2023；3. https://www.judo.or.jp/coach-referee/safety-docs/（2023 年 6 月 12 日確認）
4) 山下敏彦，田中康仁，武藤芳照．中学校体育の柔道指導と外傷・障害，事故予防のポイント．第 1 版．東京 : ベースボール・マガジン社 ; 44-120, 2016.
5) 村田祐樹，大伴茉奈，内田　良，他．柔道部活動は安全になったか？ 頭頸部外傷での死亡・障害事故に着目して．臨スポ会誌．2021; 29, 430-438.
6) 米田　實．JUDO! Impact．第 1 版．東京 : 幻冬舎 ; 87, 2020.
7) 紙谷　武．やわらちゃん体操．第 1 版．東京 : ベースボール・マガジン社 ; 20, 2018.
8) 鮫島元成．新・苦手な運動が好きになるスポーツのコツ③柔道．第 1 版．東京：ゆまに書房；10-11, 2013.

（植田　真帆，村田　祐樹，紙谷　武）

3-5 バレエ，ダンス けがから守る，けがなく楽しむ

● バレエ，ダンスのけが

ダンスにはたくさんの種類があります。クラシックバレエやコンテンポラリーダンス，ジャズダンスやタップダンス，ヒップホップ，ブレイクダンス，そして日本舞踊や盆踊り，種々の民族舞踊など，様々な種類が親しまれています。また新体操やフィギュアスケートなど，ダンスの要素が多く取り入れられている競技もあります。近年では学校の授業にもダンスが取り入れられるようになり，こどもたちにとってダンスがこれまで以上に身近な存在になってきました。

種類によってよく使う体の場所や動きの種類が異なるため，けがをしやすい場所やけがの種類も異なってきます。ドゥミポワントやポワント（図 1）などつま先立ちで踊るクラシックバレエや新体操では足のけがが多く，逆立ちや跳ね起きをするブレイクダンス（図 2）では膝，脊椎，肩や手首，手のけがが多くみられます[1)]。

けがなく安全に楽しくダンスに親しめるよう，ここでは特に注意してほしいけがについて説明します。

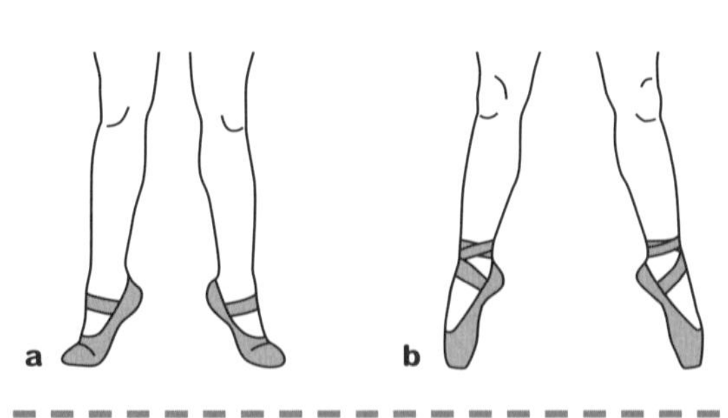

図 1　**a**：ドゥミポワント（ルルベ）：足の指を伸ばした状態で踵を上げる動作，いわゆるつま先立ち。**b**：ポワント：足の指と足関節を伸ばした状態。トウシューズを履いて行うつま先立ち。

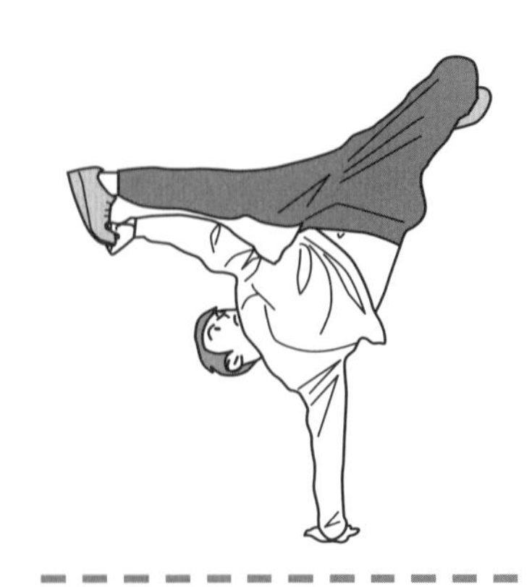

図 2　ブレイクダンス

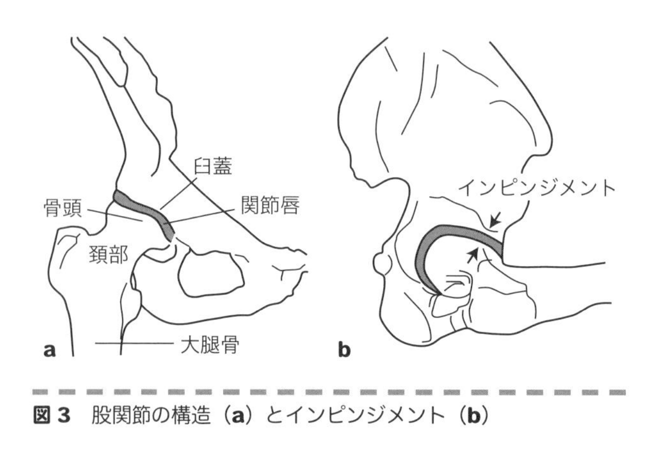

図 3　股関節の構造（**a**）とインピンジメント（**b**）

腰のけが

腰のけがで多いものとして，腰痛があります。多くの場合はぎっくり腰といわれる筋肉の痛み（**筋筋膜性腰痛**）ですが，成長期に起こる腰痛として特に注意が必要なのが**腰椎分離症**（p.44 参照）やその初期の疲労骨折です [3)]。

股関節のけが

股関節の痛みの原因として，**大腿骨寛骨臼インピンジメント**（p49 参照）（図 3b），**関節唇損傷**，寛骨臼形成不全などがあります。寛骨は骨盤にあり大腿骨の受け皿となっている骨ですが，その受け皿が生まれつき浅い形の人がいます（**寛骨臼形成不全**）。寛骨臼形成不全があると股関節周囲の安定性が低くなり寛骨関節唇損傷が起こり，引っ掛かりや痛みの原因になります。足を高く上げたり，開脚をするような高い柔軟性を必要とするバレエや新体操をしている人の中には，寛骨臼形成不全やその傾向がある人がみられることから，股関節周囲に痛みや違和感が続く場合には注意が必要です [8)]。

また**弾発股**といって，股関節周囲の腱が擦れることでポキっと音がしたり（**スナッピング**），違和感や痛みの原因となることがあり，比較的多くのダンサーにみられます。痛みが強い場合には手術をすることもありますが，多くの場合は股関節周囲のストレッチなどのリハビリテーションで改善することが多いです [8)]。

膝のけが

膝のけがは**半月板損傷**や，**靭帯損傷**の他，繰り返すジャンプなどによって膝のお皿の骨（膝蓋骨）の上下の腱の付着部に痛みが出る**ジャンパー膝**（p.55 参照）などがあります。

すねのけが

すねに痛みが出る場合は，脛骨の**疲労骨折**（跳躍型，疾走型）や**シンスプリント**（p.58参照）など，使いすぎが原因で骨や骨膜に炎症が起こっている場合があります。

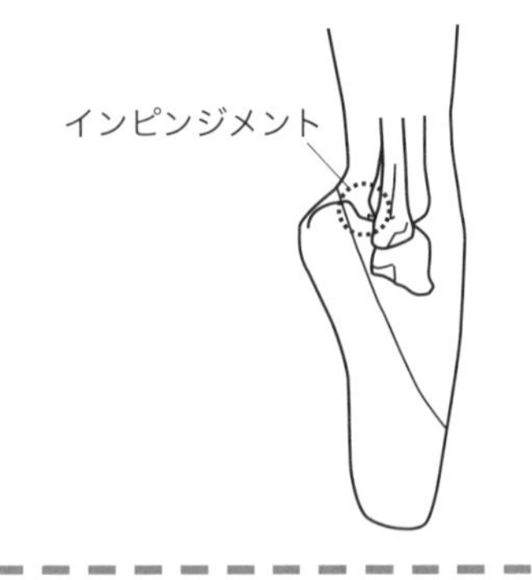

図4 三角骨障害（文献2より引用）

足首のけが

ダンスの種類を問わず，足首のけがは多く，主に足首を内返しでひねる捻挫（p.61参照）です。

足首の後ろに痛みが出たり，つま先を伸ばそうとすると詰まった感じがしてうまく伸ばせないような場合は，**三角骨障害**（図4）が考えられます。三角骨とは距骨という骨の後ろにある生まれつきの過剰骨や，距骨後突起の骨折によってできた小さな骨片のことです（図5）。また，三角骨の近くに母趾を反らす（フレックス）筋肉の腱（長母趾屈筋腱）が通っているため，腱が擦れることで炎症を起こし痛みや断裂の原因となる場合があります。治療には周囲のストレッチ（付録参照）を行ったり，消炎鎮痛剤を使用したり，炎症を抑える注射を行うこと（保存治療）がありますが，改善しない場合には三角骨をとる手術を行うことがあります。

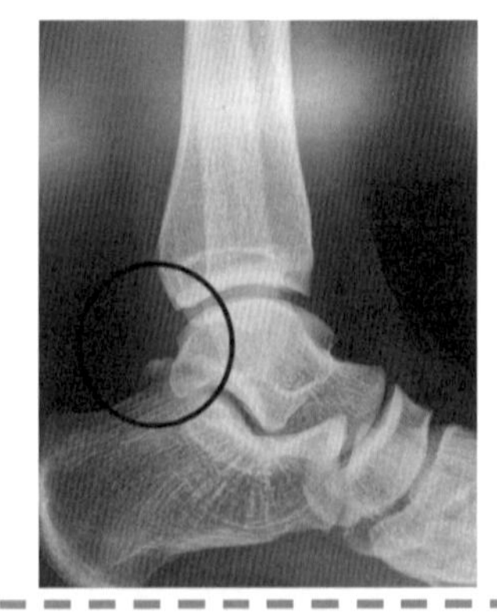

図5 三角骨のレントゲン写真（19歳女性，新体操選手）

足のけが

足に起こるけがとして，中足骨の**骨折**や**疲労骨折**があります。バレエや新体操などつま先立ちをすることが多い場合は，第2中足骨の疲労骨折が多くみられます。足の甲に痛みがある場合には，疲労骨折の可能性を考え，早期に整形外科を受診してください。疲労骨折と診断された場合には，骨折が治るまでつま先立ちやポアント動作を中止する必要があります。

● 正しいターンアウトの重要性

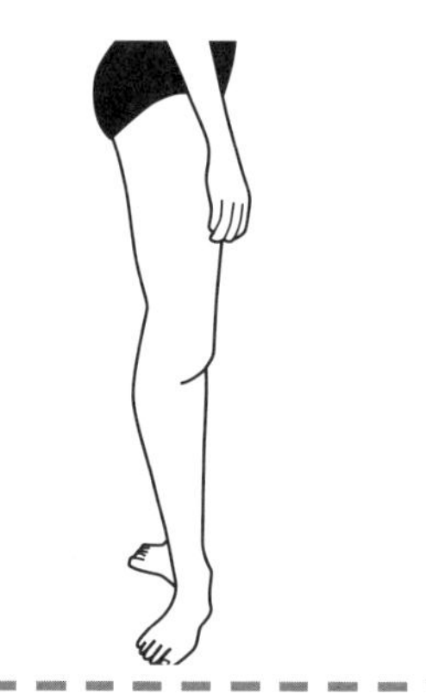

図 6　不良なターンアウトの例。足先だけ開くことで，膝と足が無理にひねられている。

クラシックバレエの基本的な動作はつま先を外側へ開くポジションで行われますが，そのためには股関節を外側へ開くこと（股関節外旋：**ターンアウト**）が大切です。しっかりターンアウトができていない状態で無理に足先だけを外側へ開こうとすると（図 6），膝関節にねじれが生じて，半月板のけがを引き起こす要因となることがあります。

同様に足先を無理に開こうとすると，足の甲の部分がひねられ，母趾の足裏側の骨（種子骨）に負担がかかり，ドゥミポワントやジャンプの着地で足の裏に痛みが出る**種子骨障害**が起こります。

慢性的な痛みや障害には，使い過ぎだけではなく，テクニックの見直しが必要となることがあります。

● 身体の柔軟性

クラシックバレエや新体操，フィギュアスケートなど，高い柔軟性が求められるダンスや競技の場合，通常よりも大きな関節可動域が要求されるため，幼い頃から熱心に柔軟体操をします。しかし，他の人が上にのって体重をかけたり，脚を前後や左右に広げようと台の上に足をのせて無理な柔軟体操を行うことは，関節の成長に悪影響を及ぼす危険があります。また，生まれつきの股関節の形態から動きに制限がある場合もあり，注意が必要です。

反対に，生まれつき関節の柔らかい（関節弛緩性が大きい）人もおり，その場合は関節の動きが大きいことで生じるけがもありますので，その場合も注意が必要です。

他の子と比べて自分は体が固い，足を高く上げられないと悩んだりすることもあるかもしれませんが，発育の過程で筋肉の成長よりも骨の成長が進む時期には相対的に柔軟性が低下する時期があります。年齢だけではなく，それぞれの成長に合わせてレッスンをすることがとても大切です。

（橋本　立子）

● バレエ，ダンスのけがの予防

ダンサーはアーティストでもありますが，身体を動かして表現するという点ではアスリートでもあります。生涯にわたってダンスを楽しく続けるためにも，けがの予防とけがをしにくい身体づくりや環境づくりはとても大切です。

「STOP for Sports Injuries」（米国整形外科スポーツ学会の行うスポーツのけが予防啓蒙プログラム）では，ダンサーのけがの予防は「保護者，指導者，医療従事者のチームワークが重要」と述べています。特にバレエなど，早期から長期にわたって繰り返し同じ動作を行うダンスでは，保護者の注意が必要といえます。

ダンサーをはじめとしたパフォーミングアーティスト専門の外来がある，アメリカのボストン小児病院では，ダンスのけがを予防するために適切なウォームアップとクールダウン，エクササイズとクロストレーニングを推奨しています。

ウォームアップとクールダウン

ダンスは柔軟性が必要とされることが多いため，ストレッチに時間をかけることが多いかもしれません。しかし，ウォームアップの前の過度なストレッチはけがにつながりかねません。まずは軽い有酸素運動を行いウォームアップをすることが必要です。軽いジョギングでもよいですし，鬼ごっこなどもよいかもしれません。簡単なエアロビックダンスを取り入れてもよいでしょう。

レッスンの後には必ずクールダウンを行いましょう。呼吸が落ち着くまで，ここではストレッチを取り入れましょう。

筋力トレーニングなどのエクササイズ

ダンサーはレッスン時間以外でも熱心にダンスの動きの練習を行うことが多いと思いますが，他のアスリートと同じように，けがの予防とパフォーマンス向上のために，ダンスの動き以外のエクササイズを行うことが有益です。

クロストレーニング

通常のレッスンだけでなく，エクササイズを取り入れることによって，けがの予防になるだけでなく，体力アップやダンスのパフォーマンスアップにもつながります。クロストレーニングを取り入れて，普段のダンスとは違った刺激を身体に与えましょう。ダンサーにおすすめのトレーニングには,「体幹（コア）トレーニング」「バランストレーニング」「ピラティス」「ヨガ」「筋力トレーニング」などがあります。筋力トレーニングといってもマシンを使ってたくさん負荷をかける必要はありません。バレエダンサーならパラレルポジションでルルベ（つま先立ち，図 1a 参照）をしたり，ブレイクダンサーなら腕立て伏せや手押し車などもできます。必要なトレーニングをいくつか組み合わせて行いましょう。

適切なテクニック

ダンスは繰り返しの動作が多く，適切な動作やアライメント（フォーム）で行うことが，けがの予防にとても重要です。ある一定の動作で痛みがある場合は，その動きが今の身体の状態に適切でないか，正しいやり方で行っていないことが原因だと考えられます。痛みの出る動作の繰り返しはけがにつながるので，注意が必要です。

ダンスのけがを予防するために指導者，保護者ができること

ダンサーは，けがをしている場合や休むことが必要な場合は，ためらわず指導者に伝えましょう。保護者は，ダンサーが無理をしていないか，指導者に伝えることができているか，注意深く見守ってください。指導者は，ダンサーが自分から休む必要があることをいうことのできる雰囲気づくりをする必要があります。

トウシューズを履き始める時期について

国際ダンス医科学会（IADMS）は，12 歳以下の生徒にはトウシューズを履かせないように推奨しています。また，体幹と骨盤のコントロールが十分であること，足と足首の可動域と筋力が十分であること，ダンスの経験年数が 4 年以上，練習頻度が週 2 回あることを推奨しています[9)]。

適切な栄養摂取と水分補給

ダンサーは体重をコントロールしたいと思う人も多いかもしれません。しかし，過度な体重管理やダイエットは，深刻な女性アスリートの三主徴（p.74参照）につながります。過度なダイエットにより，必要な栄養やダンスを行うためのエネルギーを摂取できていない場合があります。また，月経の停止，骨密度の低下から起こる疲労骨折など，深刻な健康問題につながりかねません[6)]。適切な食事と水分補給をできているか，注意が必要です。

● バレエ，ダンスと健康

ダンスは，持久力，柔軟性，バランスの向上に貢献するという報告や，生涯にわたって芸術と身体活動にポジティブな関係をもたらすといった報告もあります。2012年より中学校保健体育科目においてダンスが必修となり，生涯スポーツとしての注目も高まっています[4,5,7)]。生涯にわたってダンスを長く楽しく続けることができるように，保護者，指導者，そしてダンサー自身が，適切なけが予防を行っていきましょう。

（甲斐久実代）

参考文献

1) Jubb C, Bell L, Cimelli S, et al. Injury patterns in hip hop dancers. J Dance Med Sci. 2019; 23: 145-149.
2) クリッピンガー（著），森下はるみ（監訳）．ダンスの解剖・運動学大事典 1．東京：西村書店；165-166, 195-196, 226-228, 241-248, 286-289, 302-312, 2013.
3) Henn ED, Smith T, Ambegaonkar JP, et al. Low back pain and injury in ballet, morden, and hip-hop dancers: a systematic review. Int J Sports Phys Ther. 2020; 15, 680.
4) Fong YA, Cobley S, Chan C, et al. The effectiveness of dance intervention on physical health outcomes compared to other forms of physical activity: a systematic review and meta-analysis. Sports Med. 2018; 48, 933-951.
5) Keogh JW, Killing A, Pidgeon P, et al. Physical benefits of dancing for healthy older adults: a review. J Aging Pays Act. 2009; 17: 479-500.
6) 芸術家のくすり箱，水村（久埜）真由美，中村格子．ダンサーのヘルスケア－トレーナー・医療者のための基礎知識－．第1版．神奈川：医道の日本社；67-80, 94-100, 108, 144-162, 229-234, 2020.
7) O'Donovan T, Kay TA: Focus on girls in sport. Bri J of Teach Phy Educ. 2005; 36: 29-31.
8) 高平尚伸．Save the Athlete 股関節スポーツ損傷．東京：メジカルビュー社；73-84, 151-164, 2020.
9) Weiss DS, Rist RA, Grossman G. When can I start pointe work? Guidelines for initiating pointe training. J Dance Med & Sci. 2009; 13(3): 90-92.

3-6 陸上競技
けがから守る，けがなく楽しむ

● 陸上競技でのけがや不調の発生の実態

陸上競技は基本的にノンコンタクトスポーツ（接触を伴わないスポーツ）ですが，走る・跳ぶ・投げる，の種目から成り立っており，それぞれの種目ごとで様々なけがや不調がみられます。日本陸上競技連盟が実施しているスポーツ外傷・障害調査によると，全国小学生陸上競技交流大会に出場した小学生の 40.8%，全日本中学校陸上競技選手権大会（全中）に出場している選手のアンケート調査回答者の 60.5%は，外傷・障害を経験していると回答しています[1,2]。

● 陸上競技に多くみられるけが，不調

肉ばなれ （p.50 参照）

日本陸上競技連盟が行った調査によると，全国大会出場選手の約 2 割に**肉ばなれ**の経験がありました。短距離選手はレースの後半や曲線から直線に入る際に受傷することが多く，部位としては大腿二頭筋が最も多く，その次が半膜様筋です。長距離選手は，腓腹筋やヒラメ筋に多くみられます[3〜5]。

筋肉がどれだけ硬いのか，タイトネスをアスレティックトレーナーなどと評価することが大切です。特に成長期の間は，骨が成長する際に筋肉の柔軟性が落ち，動きも硬くなりやすいため，しっかりと点検していく必要があります。

疲労骨折 （p.59，62 参照）

陸上競技には様々な種目があり，疲労骨折が起こる部位も種目ごとに異なります。日本陸上競技連盟が行った調査報告によると，短距離種目では脛骨に次いで舟状骨や中足骨に，長距離種目では脛骨に次いで中足骨や大腿骨，競歩種目では大腿骨骨幹部に，投擲種目では腰椎に多くみられます。特に足の舟状骨や脛骨の

跳躍型疲労骨折は癒合しにくく，腰椎の分離症（p.44参照）のように偽関節になることが多いです[6)]。成長途上は骨が増える途上でおとなより骨が弱いため，おとなと同じような練習をしてしまうとけがが起こる可能性があります。全国大会への出場を経験している小学生の19%，中学生の53.8%が，疲労骨折を含めた骨折を経験したことがあると回答しています。疲労骨折を起こした場合は，きちんと食事をとっているか，骨密度は低くなっていないか，そして女子選手の場合は月経がきているか，評価する必要があります。

腱障害

腱障害は，張力や伸長負荷がかかる部位であるアキレス腱や膝蓋腱でも起こりますが，ハムストリング起始腱に起こると，繰り返しの負荷により治りにくくなる場合もあります。膝蓋腱の場合は，大腿四頭筋の伸長性が低下すると伸張負荷がかかります。また，大腿四頭筋の伸長性が低下すると，小学生ではオスグッド・シュラッター病（p.54参照）なども発症することがあります。アキレス腱障害の場合，腱の付着部の損傷もみられますが，踵骨後方隆起部と腱付着部の繰り返される衝突で長期化することがみられます。最近は体外衝撃波治療が施されることもありますが，リハビリ治療で柔軟性やアライメントの評価も重要です。

オーバートレーニング症候群（p.71参照）

選手が競技力を向上させるためにトレーニングは不可欠ですが，十分な休養が得られないままトレーニングを継続すると，トレーニングや日常生活に支障をきたすことがあります。このような状態を**オーバートレーニング症候群**と呼び，診断の難しい病気です。採血してストレスの指標となるコルチゾールの値をみたり，気分を調査するPOMS（Profile of Mood States）というテストで活力を表わす値が低下していることを指標にされることもあります[7)]。休息をとっても疲れがとれない場合などは，オーバートレーニング症候群の可能性があるため，早めにスポーツドクター を受診する必要があります。

無月経（p.76参照）

無月経には，15歳になっても初経が来ない**原発性無月経**と，初経を迎えた後，

3ヵ月以上月経が来ない**続発性無月経**があります。女子の長距離選手では，走行距離が長い選手に無月経が多くみられ，さらに骨密度が低くなり疲労骨折を起こしやすくなります[8]。また，**骨粗鬆症**，**摂取エネルギー不足**，**無月経**を合わせて**女性アスリートの三主徴**（p.74 参照）といいます。しかし，エネルギー不足は男性アスリートにもみられ，骨粗鬆症や無月経以外の問題も引き起こすため，国際オリンピック委員会は**利用可能エネルギー摂取不足**（relative energy deficiency in sport：**RED-S**）を謳っています。女子選手の場合，初経が来る前にトレーニングを開始すると，初経が遅れたり，骨密度の低下につながること，また成長期にBMIが17.5未満であった選手は15歳になっても初経が来にくいことが報告されています[9]。15歳になっても初経が来ない場合や月経が3ヵ月以上来ていない場合は，早めにスポーツドクターを受診する必要があります。

貧　血（p.77 参照）

日本陸上競技連盟の調査によると，小学生の全国大会に出場した女子選手の22.5%，男子選手の19.9%，また中学生の全国大会に出場した女子選手の39.8%，男子選手の29.2%は貧血と診断されたことがあると回答しています[1,2]。貧血があると，息切れや立ちくらみなどの症状が出る可能性があります。そのため，食事の見直しとともにスポーツドクターに早めに相談することが推奨されます。鉄剤の静脈注射は，基本的に経口摂取ができない場合に使用されますが，鉄の過剰は肝臓などに影響を及ぼすため推奨されていません。また，内服薬を医師から処方された場合は，定期的な採血検査が推奨されます。

（塚原　由佳）

● 陸上競技をけがなく楽しむ：指導現場での取り組み

ここでは，私が所属する陸上競技クラブ「相模原エクスプローマントレーニングクラブ」の活動と考え方を紹介することで，けがなく陸上競技を楽しむ方法を伝えたいと思います。このクラブには，小学生約130名が所属し，それぞれのこどもの目的に応じて1回90分の練習を週1～3回，1回の練習人数を20名程度に制限して行っています（図1）。

コーチや友達との交流や陸上競技そのものを楽しみながら，敏捷性・瞬発力・持久力などの基本的な運動能力の向上，正しい姿勢，正しい走り方などの基本的な動作の習得を目指して活動しています。さらに，これらの活動を通して，目標を持ち，頑張ることで得られる充実感や成長を感じる楽しさを知ってもらえるよう努めています。

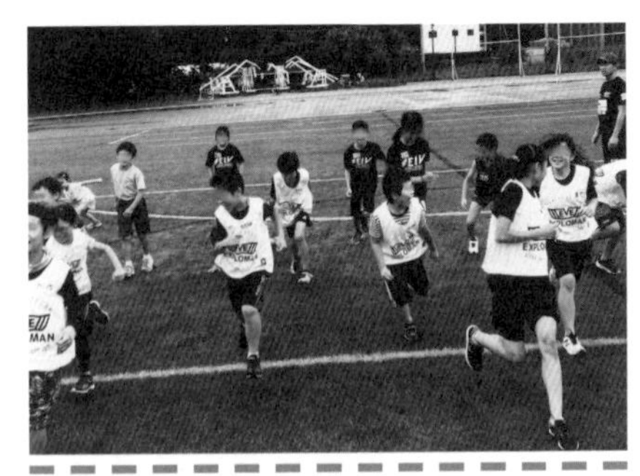

図 1　クラブの練習の様子

安全な練習の進め方

陸上競技は，格闘技や球技とは異なり，こどもどうしの接触や道具による事故は比較的少ないですが，体に負荷のかかる運動なので，けがは多く起こります。けがや痛みなく陸上競技を楽しむためには，様々な場面で配慮が必要です。

練習前

1) **服装を整え，水分を補給する**：まず，靴をしっかりと履くように伝えます。ひもやマジックテープをゆるんだままにせず，踵をトントンとして，足首部分をしっかりと固定します。ジャージを着用している場合，前のファスナーを閉じ，袖から手を出すように伝えます。ジャージに腕が引っ掛かり転倒しないよう，また転倒した際に手をつけるようにするためです。さらに，熱中症やけいれんを予防するため，水分を補給させます。
2) **体調や体の痛みを確認する**（図 2）：まず，前回の練習時の体の痛みを確認します。前回の痛みが残っている場合は，痛みを感

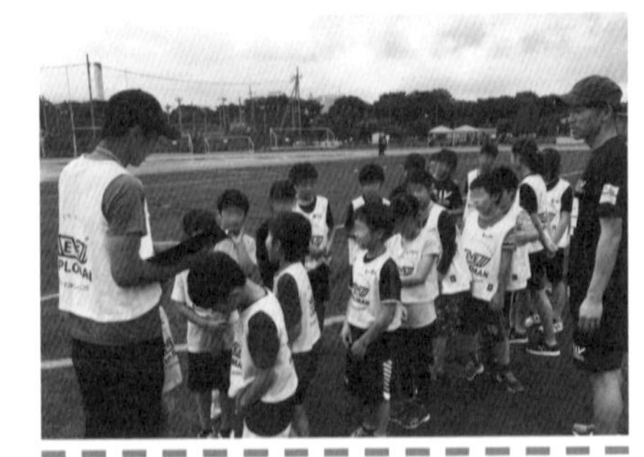

図 2　体調の確認

じる動作は控えて練習を行います。次に，当日の体調や体の痛みを確認します。体調不良の場合，練習は休ませます。体に痛みを感じる場合，本人に痛みを感じる場所・痛みが生じた状況・痛みの程度を確認し，擦り傷など大きなけがにつながらないような痛みや本人の感覚でほんの少しの痛みであれば，様子を確認しながら練習に参加させます。痛みが強い場合は，痛みを感じる動作を控えて練習に参加させるか，参加を中止させます。

3) **がまんしないように伝える：**練習中に体調をくずしたり体に痛みを感じても，がまんして練習を続けてしまうこどもは少なくないので，練習が始まる前に，がまんせずコーチに伝えるよう促します。また，体の不調を伝えられないこどももいるので，コーチは練習中・休憩中の動作・表情を確認します。

練習中

1) **軽い運動から練習を開始する：**練習開始直後にはダッシュやジャンプなどの激しい運動は行わず，軽い運動で体を温めて，徐々に激しい運動に移行します。夏の気温の高い時期であっても，少しずつ運動の強度を高め，急激に強度を高めないように注意します（図3）。

2) **止まり方を身につける：**陸上競技では，スタート地点からゴール地点までを繰り返し走ることが多く，走ったり止まったりを繰り返し足首・足の甲・膝などに痛みを感じるこどもが多いです。急に止まったり，ゴールした途端スタート地点に戻ろうと急に進行方向を変えることが多く，後ろから走ってくるこどもとの接触事故にもつながります。止まる際はゆっくりとスピードを落とし，後ろを確認してからスタート地点に戻るよう習慣づけます。

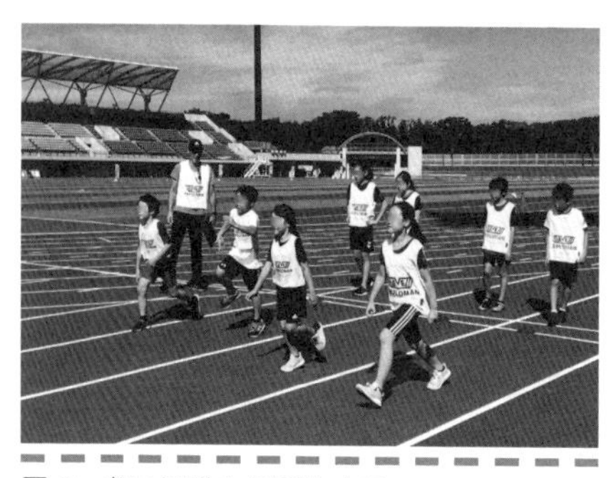

図3　軽い運動から開始する。

3) **こまめに休憩をとる：**約20分に1回休憩をとり，水分補給を行い体を休めます。夏は熱中症のリスクも高まるので，長めに休憩をとります。気温があまりに高い場合は，氷を1つずつ与えて腕を冷やし体温を下げるようにします。冬は体温が下がってしまうので，休憩時間は短めにします。休憩時間にこどもの様子を確認し，何か変化があれば声をかけます。

4) **練習中のけがや痛みへの対応：**練習中にこどもがけがをした場合には，安静にさせ，緊急の場合を除いては保護者に連絡をとり，医療機関の受診を促します。こどもから体の痛みや体調不良を訴えられた場合にはいったん練習を中断し，練習前同様，大きなけがにつながらない痛みや本人の感覚でほんの少しの痛みを感じる程度であれば，様子を確認しながら練習を継続します。痛みが強い場合や痛みが悪化した場合には，痛みを感じる動作を控えて練習を継続するか，参加を中止させます。練習中もこどもの動作や表情に異変がないかできる限り確認しながら指導を行います。

練習後

1) **ストレッチを行う：**陸上競技で起こりやすいシーバー病やオスグッド・シュラッター病などの成長期特有のけが，肉ばなれの予防のために，踵，膝，腿の後ろのまわりを中心にストレッチを行います。

2) **体調や体の痛みを再度確認する：**体調不良・けががあれば，保護者に伝え様子をみてもらいます。体に痛みがあれば，記録し，次回練習の際に再度確認します。数回の練習で痛みの改善がみられない場合は，保護者に連絡し，医療機関の受診を促します。

保護者への案内

1) **服装について：**練習時の服装は，ジーンズなど硬い素材のものではなく，伸縮性のあるものを勧めます。夏は熱中症予防のためキャップの着用を勧めます。冬は防寒着を着用させ，体が温まってから脱ぐように促します。

　靴については，靴ひもやマジックテープで足首を固定できるものを準備してもらいます。また，足首の捻挫などにつながりやすいため，スリッポンや長靴，甲の部分の伸縮性が高すぎる靴は，控えてもらいます。靴底がすり減っていたり，滑りやすかったり，マジックテープがはがれやすくなっていたり，靴のサイズが合っていなければ，靴の交換を促します。

2) **飲み物について**：熱中症の予防のため，水分や電解質を補給できる飲み物を持参してもらいます。

3) **体調不良，けがについて**：練習中に発生した体調不良・けがについては，保護者に詳細を連絡し，必要に応じて医療機関の受診を検討してもらいます。医療機関を受診してもしばらく改善がみられない場合は，他の医療機関の受診を促します。

（十亀　慎也）

参考文献

1) 日本陸上競技連盟．陸上競技ジュニア選手のスポーツ外傷・障害調査～第 5 報（2019 年版）小学生アスリート調査．東京：日本陸上競技連盟；2020. https://www.jaaf.or.jp/files/upload/202005/15_104338.pdf.（2022 年 6 月 3 日確認）
2) 日本陸上競技連盟．陸上競技ジュニア選手のスポーツ外傷・障害調査～第 3 報（2017 年版）中学生アスリート調査．東京：日本陸上競技連盟；2018. https://www.jaaf.or.jp/pdf/about/resist/medical/20170418-3.pdf.（2022 年 6 月 3 日確認）
3) 鳥居　俊．陸上競技における下肢の肉離れ．日臨スポーツ医会誌．2019; 27: 405-407.
4) 鳥居　俊．日本陸上競技連盟におけるメディカルサポート．日整会誌．2020; 94: 472-476.
5) 鳥居　俊．肉離れの治療－保存療法．整・災外．2020; 63: 369-373.
6) 鳥居　俊，横江　清．女子長距離ランナーのランニング障害．臨スポーツ医．1987; 4: 347-352.
7) 鳥居　俊．子どものオーバートレーニング．小児科診療．2020; 83: 177-182.
8) Tsukahara Y, Torii S, Yamasawa F, et al. Bone parameters of elite athletes with oligomenorrhea and prevalence seeking medical attention: a cross-sectional study. J Bone Miner Metab. 2021; 39: 1009-1018.
9) Tsukahara Y, Namba A, Kamada H, et al. Factors that affect menarche in Japanese national-level track-and-field athletes. Am J Hum Biol. 2022; 34: e23622.

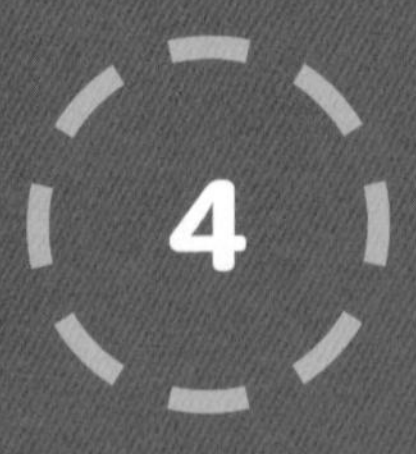

スポーツをして
身体を発育させる

● スポーツと身長

スポーツをすることで身体を大きくすることができるでしょうか。バレーボールやバスケットボールの長身の選手たちをみていると，このスポーツに参加すると身長が伸びるのでは，という期待を持ってしまうことがあります。海外の論文には“ the heritability of height is high (>80%), suggesting that genetic variation is the main determinant of stature”という記述があり，一卵性双生児の身長の検討から，身長には遺伝の影響が非常に高いということが述べられています。もちろん，遺伝は両親だけでなく，祖父母，さらに曾祖父母…と多くの先祖の遺伝子が受け継がれているので，両親の身長を大きく超えることもあります。さらに，身長の時代変化からみると，栄養状態，衛生状態なども大きく関係しているだろうと考えられます。図 1 は，文部科学省の学校保健統計調査に示されている身長の全国平均値の 1900 年～ 2020 年をグラフにしたものです。1940 年頃まで増加し，その後第 2 次世界大戦の時期はデータがありませんが，その後いったん身長は減少したものの，戦後 1980 年代半ばまで順調に増加して，現在まではほぼなだらかになっています。1980 年代半ばまでの増加は栄養状態や衛生状態の向上によると考えられますが，その効果はほぼ頭打ちになっている

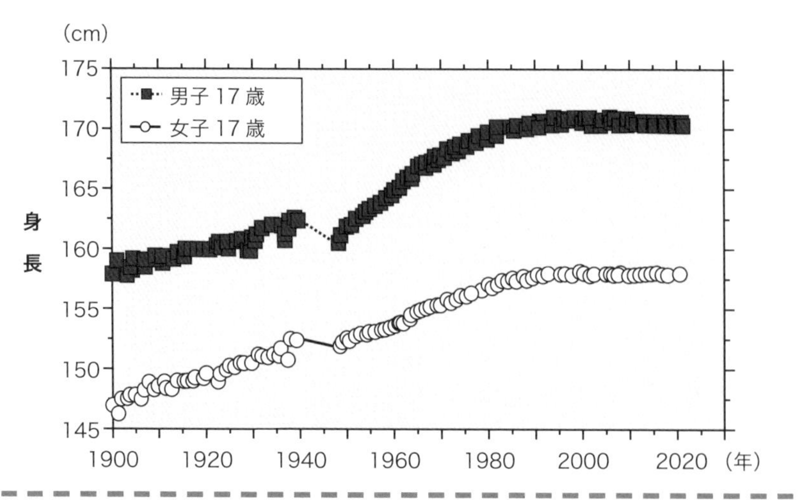

図 1　17 歳日本人の平均身長の時代変化

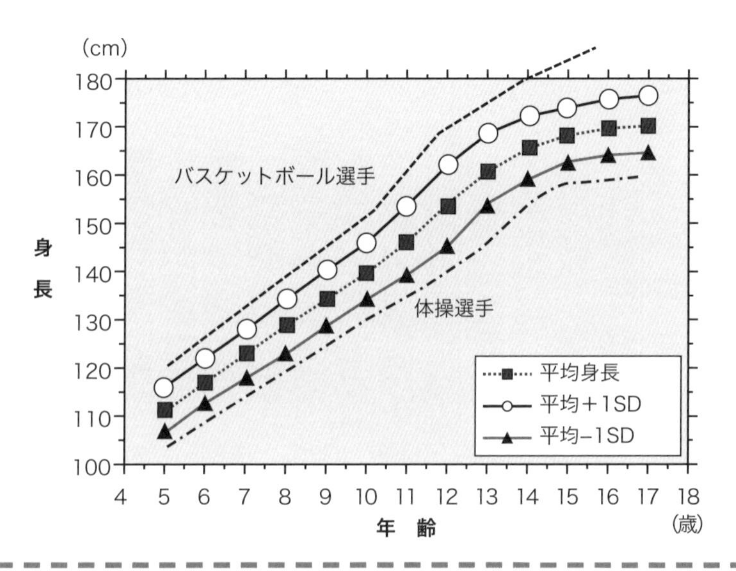

図 2　男子の平均身長と，体操選手とバスケットボール選手の身長経過。体操選手は幼少期から身長が低めであり，バスケットボール選手は幼少期から身長が高めである。

のでしょう。逆に世界大戦の時期は栄養も環境も厳しく，身長も減ってしまったということです。

スポーツ選手の体格の研究は海外でも多く行われています。体操選手の身長が高くない原因についても調査され，現在のところ体操のトレーニングが身長増加を妨げている証拠はないと結論づけられています。実際，トップレベルの体操選手は，体操を始める時の身長が低いことが多く，また両親も体操選手だと両親とも身長が低めであることが多いことも報告されています（図 2)。体操競技を行うために身長が高くない方が有利な面があるのだろうと推測されます。逆に，両親がバスケットボールの選手で高身長であると，こどもはバスケットボールを始める前から身長が高いことが多いと予想されます。また，身長が高いことでバスケットボールに誘われることが多くなるでしょう。

● スポーツと筋肉，骨

スポーツを続けて，日常生活よりも強い力が骨に加わり，筋肉が強い力を発揮

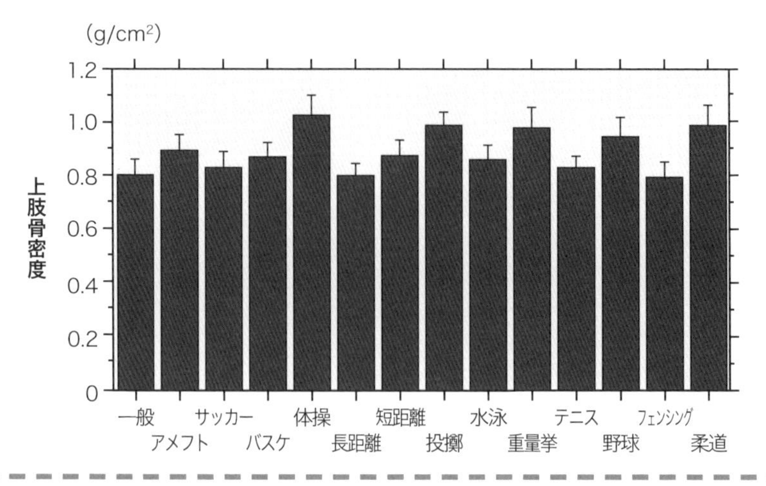

図 3　大学男子運動部員の上肢骨密度

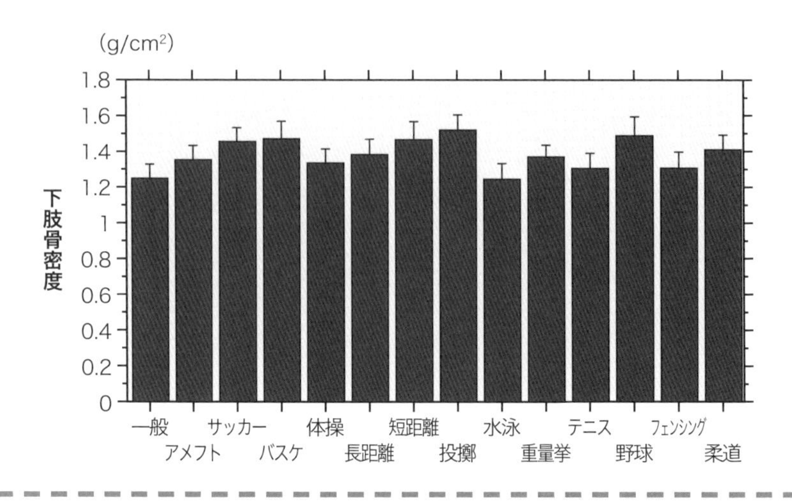

図 4　大学男子運動部員の下肢骨密度

することが続けられると，その結果として骨が強くなり，筋肉の量が多くなることは明らかです。特定のスポーツをこどもの頃から続けてきた大学生の運動部員の骨や筋肉を調べると，そのスポーツによって特有の骨や筋肉の変化（適応）が起こっています。例えば，腕（上肢）の骨密度は腕に負荷が加わる体操選手，野球選手，陸上の投擲選手などで高く，特に体操選手は非常に高くなっています（図

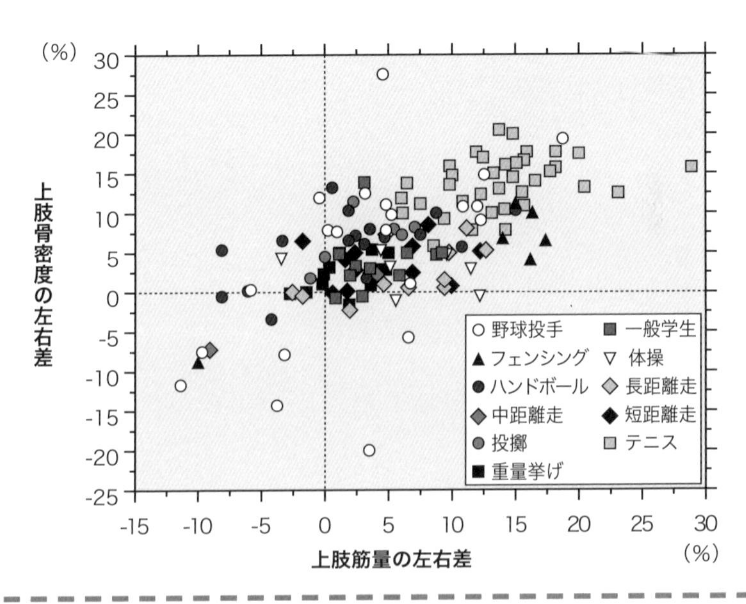

図 5　男子大学運動部員の上肢筋量と骨密度の左右差

3)。脚（下肢）の骨密度は短距離選手，ラグビー選手も高く，運動中に重力負荷が加わらない水泳選手は負荷が加わるスポーツの選手に比べると低くなっています（図 4)。

また，テニス，野球など左右で負荷が異なるスポーツを続けた運動部員では，利き腕の骨密度や筋肉の量が明らかに高くなっています。腕の骨密度の左右差は腕の筋量の左右差とほぼ相関していることから（図 5)，高頻度に高強度に使う側の腕では筋肉も骨も発達するといえます。一方，左右同じくらい強い負荷が加わる重量挙げ選手は，どちらも差が小さくなっています。このように，大学生の運動部員の結果から，スポーツによって日常生活よりも強い負荷が加わった部位では筋肉や骨が強くなることは間違いないでしょう。しかし，長距離走のように，運動量が多く，体重や体脂肪を増やしたくないために食事を制限すると，骨が弱くなってしまうこともわかっています（p.74，2-14 参照)。スポーツを行うことで健康に身体を発育させるには，運動時間を長くしすぎず，スポーツを休む日をもうけ，栄養や睡眠をきちんととることが大切です。

（鳥居　　俊）

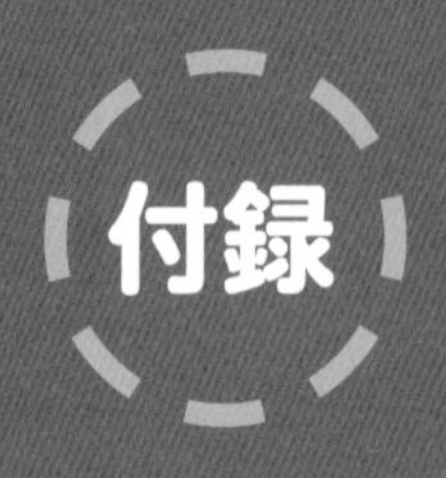

ストレッチ

＊各ストレッチは，30 秒を目安に 3 ～ 5 回，休憩をはさみながら行います。
＊図は，伸びる部位を点線で示しています。

肩のストレッチ

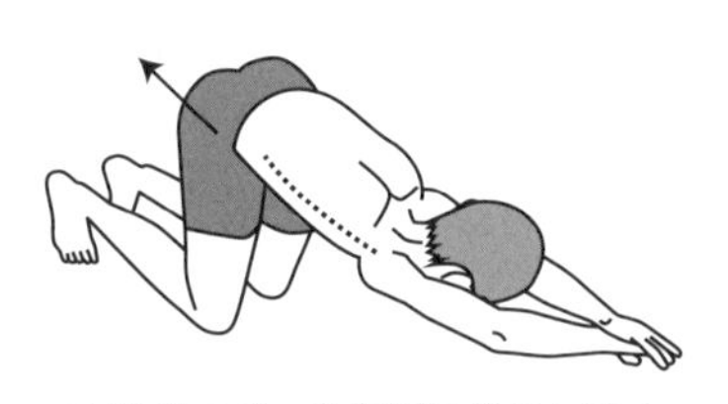
両手をつき，体を斜め後ろに引く。
伸びる部位：脇

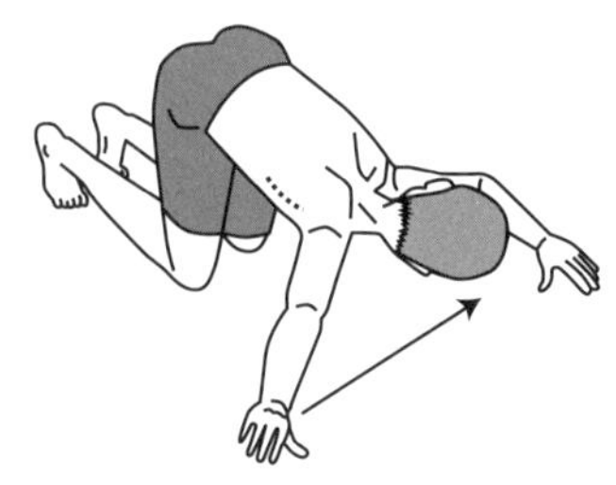
片手を遠くにつき，その手と逆側に体をひねる。
伸びる部位：胸

肘のストレッチ

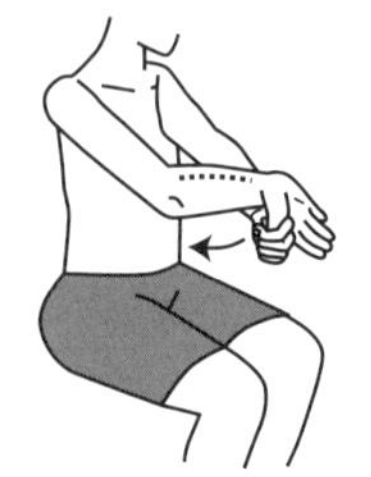
親指を手前に引っ張り
少しずつ肘を伸ばしていく。
伸びる部位：前腕

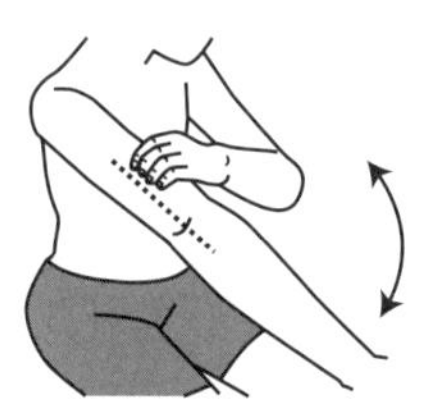
力こぶの外側を 4 本の
指でしっかり握り
肘を曲げ伸ばしする。
伸びる部位：上腕

股関節のストレッチ

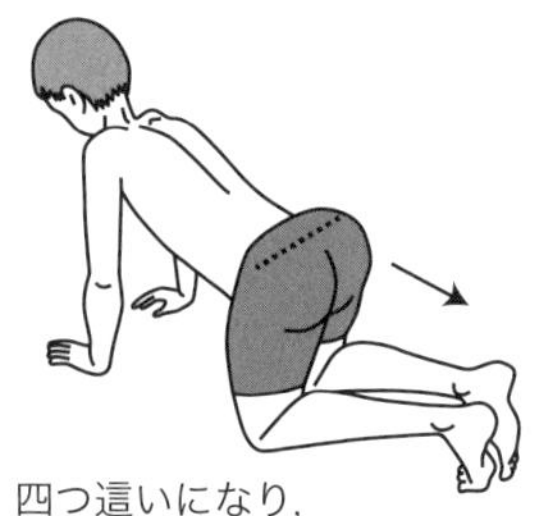
四つ這いになり，
お尻を斜め後ろに引く。
伸びる部位：お尻の外側

肩甲骨のストレッチ

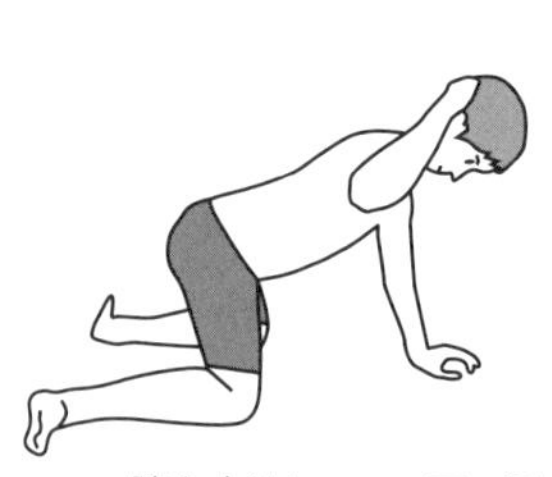
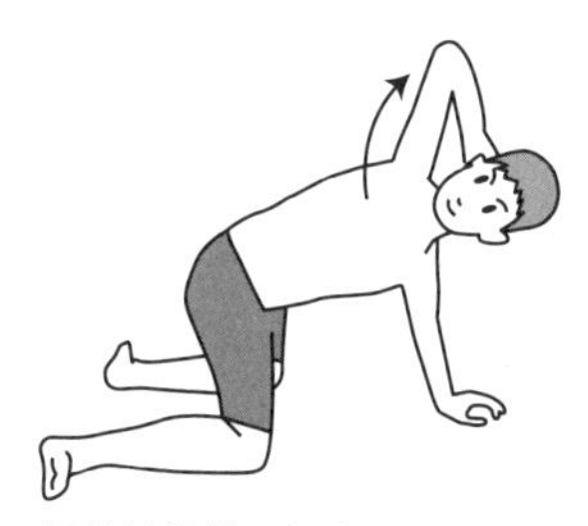
膝を広めについて四つ這いになり, 足首は外側に向ける。
手を頭の後ろに置き, 上体をひねって肩甲骨を寄せる。
目標：両目で天井をみる。

● 太ももの前のストレッチ

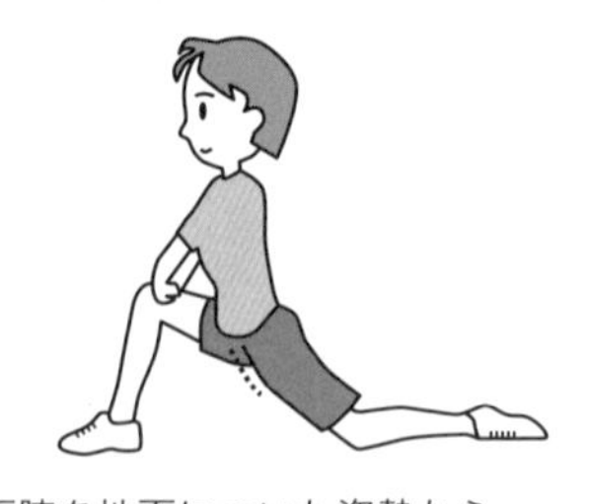

両膝を地面についた姿勢から
片足を大きく前に出す。
伸びる部位：反対側の太もものつけ根
（腸腰筋）

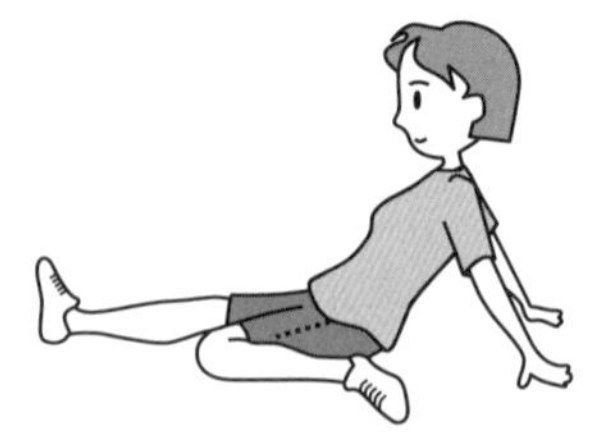

両足をのばして座った状態（長座）から
片方の膝を曲げて上体を後ろに倒す。
伸びる部位：膝を曲げた方の太ももの前
（大腿四頭筋）

● 太ももの後ろのストレッチ

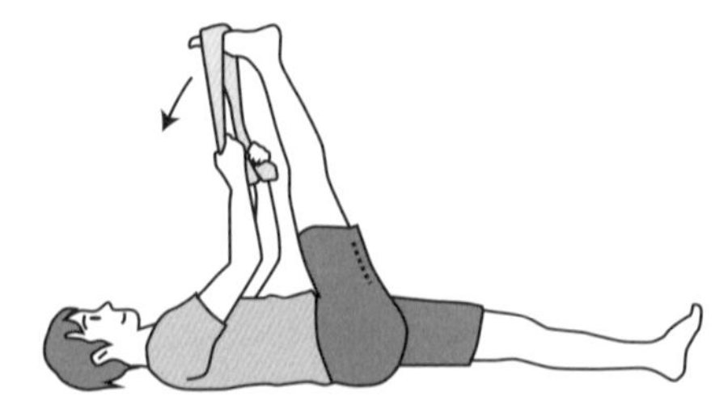

仰向けに寝て，持ち上げる足の裏に長いタオルをひっかけて両手で持つ。
膝を伸ばしたままタオルを引き，足を頭の方に持ち上げる。
伸びる部位：持ち上げた側の太ももの後ろ（ハムストリング）

● ふくらはぎのストレッチ

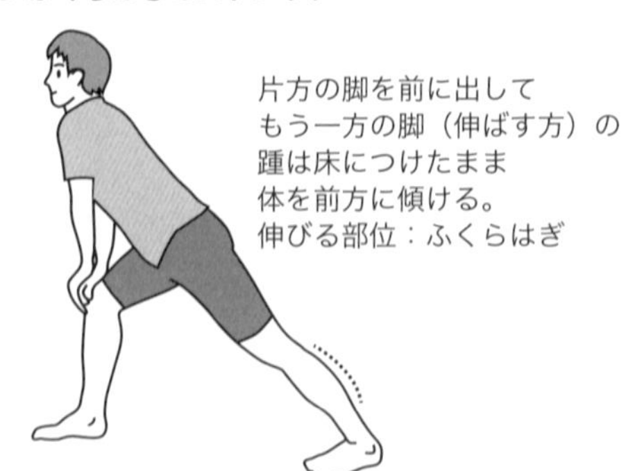

片方の脚を前に出して
もう一方の脚（伸ばす方）の
踵は床につけたまま
体を前方に傾ける。
伸びる部位：ふくらはぎ

背を壁につけて立ち
厚めの本を２冊積み
つま先をかける。
伸びる部位：ふくらはぎ

（筒井　俊春，武井　聖良）

● **編者紹介**

鳥居　俊（とりい　すぐる）

早稲田大学スポーツ科学学術院教授。1983 年東京大学医学部卒業。専門分野は，スポーツ整形外科，発育発達（成長）学。日本臨床スポーツ医学会理事・学術委員長，日本スポーツ協会公認スポーツドクター，日本陸上競技連盟医事委員。早稲田大学米式蹴球部チームドクター。

スポーツするこどもの身体を守るテキスト
健全な成長と安全なスポーツ活動のために

2023 年 7 月 29 日　第 1 版　第 1 刷

編集者　鳥居　俊　Suguru Torii
発行者　腰塚　雄壽
発行所　有限会社ナップ
〒 111-0056　東京都台東区小島 1-7-13 NK ビル
TEL 03-5820-7522 ／ FAX 03-5820-7523
ホームページ　http://www.nap-ltd.co.jp/
印　刷　三報社印刷株式会社

ISBN 978-4-905168-77-5